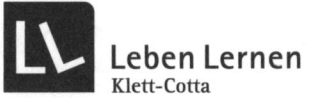

Leben Lernen
Klett-Cotta

Zu diesem Buch

Wenn Paare trotz definitiv gescheiterter Beziehung zusammenbleiben und sich so gegenseitig die Lebensperspektive verstellen, sollte ein Therapeut bei der »Entflechtung« helfen. Aus seiner langjährigen Praxiserfahrung schildert der Autor die verschiedenen Psychodynamiken und typischen Paar-Konstellationen, die zu anklammerndem Verhalten und zu Trennungsunfähigkeit führen. Strukturelle Defizite wie die Angst vor Selbstverlust oder die aggressive Gehemmtheit in der Angstbindung kommen hier ebenso in den Blick wie das besonders ausgeprägte Beharrungsvermögen des depressiven Klienten. Auf der Basis dieser differenzierten Analyse wird dann gezeigt, wie der Wille zur Veränderung gestärkt, Schuldgefühle auf ein realistisches Maß zurückgeführt und eine Auflösung der emotionalen Abhängigkeit erreicht werden kann.

Dietmar Stiemerling, Diplom-Psychologe, Psychologischer Psychotherapeut, ist als Psychoanalytiker in eigener Praxis und als Lehranalytiker in Berlin tätig. Weitere Bücher in der Reihe Leben Lernen: *Sehnsuchtsprogramm Liebe; Was die Liebe scheitern lässt; 10 Wege aus der Depression.*

Alle Bücher aus der Reihe »Leben Lernen« finden sich unter
www.klett-cotta.de/lebenlernen

Dietmar Stiemerling

Wenn Paare sich nicht trennen können

Klett-Cotta

Leben Lernen 184

Klett-Cotta
www.klett-cotta.de
© J. G. Cotta'sche Buchhandlung Nachfolger GmbH, gegr. 1659,
Stuttgart 2006
Alle Rechte vorbehalten
Fotomechanische Wiedergabe
nur mit Genehmigung des Verlages
Printed in Germany
Umschlag: Hemm & Mader, Stuttgart
Titelbild: Fernand Leger:»Cirque«
© VG Bild-Kunst, Bonn 2006
Satz: PC-Print, München
Auf holz- und säurefreiem Werkdruckpapier gedruckt
und gebunden von Gutmann + Co., Talheim
ISBN 10: 3-608-89010-6
ISBN 13: 978-3-608-89010-5

Zweite Auflage, 2006

Bibliographische Information der Deutschen Nationalbibliothek
Die Deutsche Nationalbibliothek verzeichnet diese Publikation in der
Deutschen Nationalbibliographie; detaillierte bibliographische
Daten sind im Internet über <http://dnb.d-nb.de> abrufbar

Inhalt

1. KAPITEL
Die Unfähigkeit zur Trennung:
Was Paare bindet und was Paare trennt   9

1.1   Einführung – die heutige Ehesituation   9
1.2   Was Paare bindet   11
1.3   Die Merkmale einer zerrütteten Ehe   13
1.4   Die Tricks des Trennungsunwilligen   17

2. KAPITEL
Die unsichere Bindung   24

2.1   Vorbemerkung   24
2.2   Die unsichere Bindung   25
2.3   Die Angst vor der Wiederkehr eines Traumas   31

3. KAPITEL
Die vier Trennungskonflikte   36

3.1   Der Verschmelzungs-Separationskonflikt
      (Individuationskonflikt)   38
3.2   Der Autonomiekonflikt: Abhängigkeit versus Autonomie   41
3.3   Der Triangulierungskonflikt   43
3.4   Die endgültige Ablösung in der Adoleszenz   45

4. KAPITEL
Das Anklammerungsbedürfnis des Depressiven   47

5. KAPITEL
Strukturelle Defizite   58

5.1   Einführung in das Thema   58
5.2   Typ I: Die Angst vor dem Selbstverlust, zwei Varianten   60
5.3   Typ II: Der psycho-affektive Entwicklungsrückstand   64
5.4   Typ III: Die große Verletzbarkeit   68

6. KAPITEL
Die Schuldgefühlsbindung 73

7. KAPITEL
Der Ewigkeitsanspruch des konservativen Menschen 78

8. KAPITEL
Der Orientierungskonflikt 81

9. KAPITEL
Die Loyalitäts- und Treuebindung, das Gemüt 85

10. KAPITEL
Die aggressive Gehemmtheit – die Angstbindung 93

11. KAPITEL
Das Unerledigte und die Hoffnung 102

12. KAPITEL
Die Grundhaltung des Zweifels und
die mangelnde Entschlossenheit 111

13. KAPITEL
Die resignative Selbstaufgabe 114

14. KAPITEL
Die Hassbindung 117

    14.1 Einführung in das Thema 117
    14.2 Hassabfuhr auf Raten 118
    14.3 Der rachsüchtige Triumph 121
    14.4 Schuldzuweisungen an das Hassobjekt 123
    14.5 Rache-Impulse provozieren Trennungs- und
           Verlustangst 124
    14.6 Die Folgen brutaler Gewalterfahrungen;
           Maria M.: Eine hochspezifische Überlebensstrategie 125

15. KAPITEL

Die Lebenslüge 133

16. KAPITEL

Bemerkungen über das unbewusste Gebundensein 135

17. KAPITEL

Was tun? 141

17.1 Den Willen zur Veränderung stärken 141
17.2 Verständnis für die Hintergründe erlangen 142
17.3 Verbündete finden 142
17.4 Ein zweites Standbein schaffen 143
17.5 Das Selbstgefühl stärken 144
17.6 Trennung in Raten 146
17.7 Kontakt mit einem Paartherapeuten aufnehmen 146
17.8 Die Aufnahme einer Kurzzeit-Therapie 147
17.9 Die Aufnahme einer Langzeit-Therapie 147
17.10 Eine Notlösung 148

Literatur 149

1. Kapitel

Die Unfähigkeit zur Trennung: Was Paare bindet und was Paare trennt

1.1 Einführung – die heutige Ehesituation

Um Gottes willen, nun auch das noch! Gibt es nicht schon genügend Scheidungen und Paare, die auseinander laufen? Worin besteht die Daseinsberechtigung eines Buches, das die »Unfähigkeit zur Trennung« beschreibt? Müssten psychologisch kundige Autoren nicht alles daransetzen, Bücher zu schreiben, die das Zusammenbleiben von Paaren beschwören und sich dem allgemeinen Trend unserer Zeit, das Verlassen und Verlassenwerden, entgegenstemmen?

Ich kann diesen Aufschrei so mancher besorgter Zeitgenossen beim Lesen des Buchtitels gut verstehen. Aber es gibt eben nicht nur das offensichtliche und dramatisch daherkommende Trennungselend – wenn ein Paar auseinander geht –, sondern auch ein eher verborgenes Leid, das nicht so an die Öffentlichkeit dringt, aber nicht weniger schmerzhaft ist und deshalb unsere Aufmerksamkeit und Hilfe verdient.

Ich ziele mit meinem Buch auf jene Ehen, die ihren Namen nicht mehr verdienen, weil sie gescheitert sind. Ihre Mitspieler aber können die Bühne, auf der das Ehedrama stattfindet, aus diversen Unfähigkeiten und Behinderungen heraus nicht verlassen. Sie sind in einer desolaten Dauerverklammerung und in einen nicht endenden Krieg verstrickt. Das absolute Freudlosigkeitssyndrom ist Dauergast bei ihnen. Wir beobachten einen gebrochenen Veränderungswillen, ein Liebesvakuum, eine oftmals verzweifelte Gemütslage, eine vitale Erschöpfung, einen chronischen Alarmzustand oder einen stark geschädigten Lebensnerv als trostlose Beziehungsrealität.

Die Gründe aufzuzeigen, die sie daran hindern, dieses Gefängnis zu verlassen, soll – neben anderen Hilfestellungen – die zentrale Aufgabe und Berechtigung meiner Ausführungen sein.

Heutzutage wird in Deutschland jede dritte Ehe getrennt, und so mancher Kenner der Lage malt düstere Szenarien eines allgemeinen Familienzerfalls an die Wand. In der Tat gibt es viele Ehen, die gerettet werden könnten, wenn auf beiden Seiten der feste Wille, die nötige Anstrengungsbereitschaft und das psychologische Know-how dazu vorhanden wären. Aber bisher hat diesen Trend noch kein Eheratgeber oder Selbsthilfebuch aufhalten können. Wir wissen auch inzwischen, dass die Erwartungen an eine Paargemeinschaft heutzutage übertrieben hoch und damit unrealistisch sind. In einer sonst an echten Erregungsmomenten, Abenteuern und elementaren Befriedigungen so armen Zeit wird die Zweierbeziehung oft als die Glücksquelle Nummer eins angesehen, die den gestressten Mitteleuropäer für all die Mühen des Existenzkampfes und die Widrigkeiten des Alltags zu entschädigen hat. Die Menschen sind egoistischer geworden und haben an Konfliktfähigkeit eingebüßt.

Die Ehe wird von vielen nicht mehr als eine von beiden Seiten zu bewältigende Aufgabe erlebt – die ihnen Mühen und Durststrecken abverlangt –, sondern eher als eine Einrichtung zur Befriedigung diverser eigener Bedürfnisse. Hört dieser Selbstbedienungsladen auf zu funktionieren, so ist man bitter enttäuscht und stellt mit Bedauern fest, dass man den Traumpartner offenbar noch nicht gefunden hat und sich deshalb auf die Suche nach einem neuen machen muss.

Die Vorbildwirkung der Prominenz, deren Scheidungsschlachten im Fernsehen und in der Presse breit ausgewalzt werden, tragen das Ihre dazu bei, den Otto Normalverbraucher in den eigenen Trennungsabsichten zu bestärken. Hinzu kommt, dass sich viele Frauen – entgegen früheren Zeiten – das teils lieblose, wenig einfühlsame und emotionsarme Verhalten ihrer Männer nicht mehr gefallen lassen, sondern auf der Verwirklichung ihrer Partnerschaftswünsche bestehen. Da sie inzwischen finanziell selbstständig sind und somit nicht mehr von den Finanzen ihres Mannes abhängen, kündigen viele ihre unbefriedigende Ehe auf und lassen einen oft nichtsahnenden und bestürzten Partner zurück. Zugegeben, oft trennt man sich zu leicht und zu schnell. Es wäre eine dankbare Aufgabe der Familienpolitik, diese Krisenpaare ausfindig zu machen und ihnen beim Zusammenbleiben zu helfen. Geld, Kinderleid und viele Tränen könnten auf diese Weise erspart bzw. vermieden werden.

Dankenswerterweise hat sich die Wissenschaft, insbesondere die »quantitative Familiensoziologie«, gerade in unseren Tagen darum bemüht, die Faktoren zu erforschen, die Ehepaare zusammenhalten. Man weiß heute recht genau, unter welchen Voraussetzungen eine Zweierbeziehung eine gute Aussicht auf Haltbarkeit hat.

1.2 Was Paare bindet

Ich will an dieser Stelle, ohne ausführlichen Kommentar, die »allgemeinen Bindungskräfte« von halbwegs zufriedenen Ehen tabellarisch auflisten, so wie sie von G. Bodenmann, M. Wagner/B. Weiß, Ch. Gottwald/ H. Walterskirchen, U. und St. Leber und H. Esser beschrieben werden. Ehen haben dann Aussicht auf Dauer und Bestand, wenn:

- gemeinsames Eigentum vorhanden ist;
- gemeinsame Kinder existieren;
- die Ehegattin Hausfrau ist und kein eigenes Geld verdient;
- die Familie religiös verankert ist;
- die Eltern des Paares nicht geschieden sind;
- kein Ehevertrag existiert;
- das Paar gemeinsame Freunde hat und sich mit diesen öfters trifft;
- das Paar in Lebensstil, Geschmack und Interessen übereinstimmt, d.h. eine gute Passung hat;
- moralische Barrieren gegen eine Scheidung existieren;
- die Ehepartner gegenseitige Loyalität empfinden, die Ehe als etwas Wertvolles begreifen und Verantwortung für die Gemeinschaft und den anderen übernehmen;
- die Eheleute nicht jeden Streit sofort als Ehekrise definieren;
- Mann und Frau miteinander genügend Zeit verbringen und sich gemeinsame Projekte vornehmen.

Bei allem Verständnis für den Wunsch, die Ehen in Deutschland stabiler zu machen, gibt es auch die leidvolle Kehrseite der Medaille. Nämlich Paargemeinschaften, die die Hölle sind und ihre Mitglieder an den Rand der Verzweiflung treiben, ohne dass Aussicht auf Besserung besteht.

In meiner 36-jährigen Tätigkeit als Psychotherapeut und Psychoanalytiker bin ich immer wieder Menschen begegnet, die in einer äußerst desaströsen Ehe feststeckten und deshalb oftmals schon jahrelang ein freudloses, ja fast verzweifeltes Leben führten. Der springende Punkt an dieser Situation war ihre Unfähigkeit zur Trennung. Obwohl sie den dringenden Wunsch hatten, diesem Zweipersonentrauerspiel zu entfliehen, war es ihnen nicht möglich, die dazu notwendigen Schritte einzuleiten und durchzuführen. Ich will mich in dieser Schrift allerdings nur kurz den Paaren widmen, die aus äußeren Gründen zusammenbleiben, obwohl sie von ihrer seelischen Ausstattung her gesehen durchaus in der Lage zu einer Trennung wären.

Paare bleiben aus äußeren Gründen zusammen, und zwar:

- wegen gemeinsamer Kinder. Sie haben Angst, den Kindern durch eine Scheidung Schaden zuzufügen, oder ein Ehepartner befürchtet, durch eine Trennung seine Kinder zu verlieren, wenn ihm die Ehefrau das Sorgerecht entzieht oder in eine andere Stadt übersiedelt.
- aus finanziellen Gründen, wenn sich ein Ehepartner nach der Scheidung materiell viel schlechter gestellt sieht und sein bisheriges komfortables Leben verlieren würde (in diesen Fällen existiert häufig ein Ehevertrag).
- aus ökonomischen Gründen: Das Kapital des Paares ist miteinander verflochten, sie sind gemeinsame Inhaber eines Betriebes oder eines Geschäftes. Manchmal binden auch hohe gemeinsame Schulden.
- wegen der Furcht vor dem Druck der öffentlichen Meinung, die die Scheidung des Paares missbilligen würde. Eine Trennung könnte zu einem Status- oder Berufsverlust oder zu einem Bruch mit nahen Verwandten führen und zöge eine große Verschlechterung der Lebenssituation der Betroffenen nach sich.

In meiner vorliegenden Arbeit werden ausschließlich Personen geschildert, die aus eigener Unfähigkeit, d.h. einer innerseelischen Verhinderung heraus, nicht in der Lage sind, den Schritt zu einer Trennung zu wagen. Dass dieser Schritt notwendig und im gesundheitlichen Interesse der Leidtragenden wäre, steht außer Zweifel, wenn beide Partner sich nur noch behindern und blockieren.

Jürg Willi (2002) schreibt:»Nichts schränkt die persönliche Entwicklung stärker ein und nichts verunsichert sie stärker als eine destruktive Liebesbeziehung.«

Wenn eine Ehe die betreffende Person nur noch niederdrückt, entmündigt und entwertet, ist ihr Bestand moralisch nicht mehr zu rechtfertigen. Diese Aussage beantwortet meine eingangs gestellte Frage, worin die Daseinsberechtigung eines Buches besteht, das sich der »Unfähigkeit zur Trennung« widmet. So hoch der Wert einer festen Zweierbeziehung auch anzusetzen ist, es gibt eine Grenzlinie, jenseits derer ihr Wert kippt und zu einem Unwert wird, der viel Leid und Krankheit über unfreiwillig Gefesselte bringt. Diese Menschen haben das Recht, dass ihnen geholfen wird. Ich werde jetzt im Einzelnen beschreiben, welches die Merkmale sind, die eine zerrüttete Zweiergemeinschaft auszeichnen.

1.3 Die Merkmale einer zerrütteten Ehe

Eine gescheiterte Ehe oder Paargemeinschaft zeichnet sich durch folgende Merkmale aus:

- Wesentliche, elementare, auf den Partner gerichtete Bedürfnisse und Wünsche sind chronisch unbefriedigt. Es existiert kaum noch so etwas wie emotionale Verbundenheit, Intimität und Nähe. Es fehlt an Geborgenheit und an einer Schulter zum Anlehnen. Es gibt wenig oder gar keine Zuwendung. Statt Herzlichkeit beherrscht Kälte den ehelichen Binnenraum. Es existiert auch wenig Sicherheit und Verlass auf gemachte Zusagen und Versprechungen. Das Bedürfnis nach Fürsorge, Pflege und Trost wird chronisch frustriert. Gegenseitige Wertschätzung, Anerkennung und Akzeptanz fließen nur sehr spärlich oder gar nicht mehr. Der Begriff Liebe ist zum Fremdwort geworden. Körperkontakte, Zärtlichkeit und Sexualität sind sehr zurückgegangen oder werden nur noch mechanisch ausgeführt. Der andere erfährt wenig Hilfe, Beistand und Loyalität, geschweige denn Verständnis für seine Seelenlage und seinen Kummer. Das gemeinsame Zusammenleben entartet immer mehr zu einem beziehungslosen Nebeneinander und stellt keine Bereicherung für den Einzelnen mehr dar. Man lässt sich auch nicht mehr in die eigenen Karten schauen, ist verschlossen und hält den Ausdruck seiner eigenen Gefühle zurück. Die Zeit füreinander ist sehr reduziert. Die Kommunikation, falls vorhanden, zeigt alle Merkmale eines Einanderverfehlens. Der andere wird in seiner ureigenen Persönlichkeit nicht mehr wahrgenommen.

- Eine über Jahre oder Jahrzehnte gescheiterte Zweierbeziehung führt bei ihren Teilnehmern in der Regel zu einer emotionalen Abwärtsspirale. So mancher versinkt in graue Verzweiflung oder dumpfe

Fühllosigkeit. Der Blick auf das eigene, vermeintlich verpfuschte Leben führt zu einer schlimmen Lebensbilanz. Die ursprünglichen Glückserwartungen sind längst einer resignativen Enttäuschung gewichen. Lachen und Scherzen kommen nicht mehr vor. Das jahrelange Liebesvakuum hat so manchen Bedürftigen in eine depressive Gefühlslage versetzt und die Frage nach dem Sinn des Lebens immer dringlicher gemacht, aber ohne Antwort gelassen.

• Die andauernde eheliche Schieflage und die mit dieser Situation verbundenen Konflikte führen bei manchen Kandidaten zu einer vitalen Erschöpfung. Sie fühlen sich matt und wie ausgebrannt. Die chronischen Konfliktspannungen erzeugen Dauerstress, und dieser wiederum kann ins Somatische abgeleitet werden und hier diverse Körperfunktionen aus der Balance bringen.

Es gibt inzwischen zahlreiche wissenschaftliche Untersuchungen, die den Zusammenhang zwischen chronischem Partnerstress und schlechtem Gesundheitszustand festgestellt haben.

Brian Baker (2000): Archives of international Medicine: Eine desolate Ehe gefährdet die Gesundheit des Paares, Mann und Frau haben einen deutlich höheren Blutdruck als Menschen, denen es in ihrer Beziehung besser geht.

Kristine Orth-Gomer (2000): Journal of the American Medical Association: Beziehungsstress verdreifacht das Risiko, Herzprobleme zu bekommen.

Die Erkenntnisse der Psycho-Neuro-Immunologie stellen den krank machenden Einfluss negativer Emotionen auf unsere Gesundheit, insbesondere auf unser Immunsystem, fest (Janice Kinold-Glaser [2002]: Psychological Bulletin 4).

Robert W. Levenson hat herausgefunden, dass insbesondere Frauen von einer unglücklichen Beziehung krank werden und zu lange in der Drucksituation einer gescheiterten Ehe ausharren.

• Ein charakteristischer Prozess im Rahmen einer schwer gestörten Zweierbeziehung besteht im Abbau von Selbstbewusstsein und Selbstwertgefühl bei mindestens einem Partner. Die Zeit, in der Mann und Frau auf gleicher Augenhöhe miteinander sprachen, gehört dann der Vergangenheit an. Einer von beiden gerät häufig in den Strudel der Selbstdemontage, fühlt sich immer kleiner, mieser und unfähiger und zweifelt an der eigenen Lebenstauglichkeit. Seine psychische Pufferkapazität ist längst erschöpft. Er konnte den ehelichen Kriegsspielen nicht standhalten, nicht unverletzt Paroli bieten, sondern fühlte sich auf den Nullpunkt reduziert und geriet immer mehr in eine Dauer-Defensive und damit auch in den krank machenden Sog der eigenen Selbsthinterfragung. Zweifel an der eigenen Attraktivität, der eigenen Beziehungsfähigkeit und Ehetauglichkeit vermindern den eigenen Wert und führen manchmal zusätzlich noch zu entsprechenden Schuldgefühlen.

- Eine schlechte Ehe macht einsam. Der Betreffende ist auf sich selbst zurückgeworfen, er hat keinen Ansprechpartner. Und gerade derjenige, der am allerdringlichsten als Adressat für all die aufgestauten Konflikte, Enttäuschungen und Wünsche gebraucht würde, nämlich der Ehepartner, ist unerreichbar und steht für eine Auseinandersetzung nicht zur Verfügung. So nimmt die innere Verlassenheit immer weitere Dimensionen an.

- Ein ständiger Ehekrieg bringt in der Regel die in allen Menschen schlummernden negativen Persönlichkeitseigenschaften ans Tageslicht und zum Tragen. Streit, Vorwürfe und Schuldzuschreibungen können ein Dauerklima von aggressiver Gespanntheit erzeugen oder gar körperliche Übergriffe provozieren. So können die eigenen vier Wände des Paares zur Brutstätte nicht endender Gemeinheiten werden und ein ganzes Arsenal von Lieblosigkeiten hervorbringen. Und wenn man sich nicht anschreit, Bosheiten flüstert oder Gefühlsrechnungen präsentiert, liefert man sich verbissene Schweige-Duelle. Die Reduzierung menschlicher Ressourcen auf das Erfinden von Gemeinheiten stellt eine tragische Einengung von Daseinsmöglichkeiten und die Verschleuderung von Lebenszeit und Lebenskapital dar.

- Auch wenn Streit oder Ehekrieg nicht im Vordergrund stehen und die Umgangsformen eines Paares nicht bestimmen, so ist in der Regel ihre Kommunikation gestört im Sinne einer Erwartung von Negativem. Freundliche Angebote oder Versöhnungsgesten werden übersehen, d. h. nicht zur Kenntnis genommen. Was der andere auch tut oder sagt, es werden ihm böse Absichten unterstellt. Auf jedes negative Verhalten wird mit einem oft noch schärferen feindseligen Verhalten reagiert. Konfliktgespräche finden gar nicht mehr statt, weil man – die durch Erfahrung berechtigte – Erwartung hat, dass am Ende dieser Gespräche eben keine Lösung steht, sondern die Kluft nur noch größer geworden ist.

- Eine permanent gestörte Zweisamkeit führt in der Regel zu einem stark eingeengten Aktionsradius. Der Betreffende lebt mit »Scheuklappen«. Er sieht die vielen anderen Menschen und die Buntheit und das Getümmel der Welt nicht mehr. Er konzentriert sich oft nur noch auf seine eigene schlimme Situation und auf die Bosheiten seines Partners. Sein geistiger Horizont engt sich immer mehr ein. Er kann nicht mehr von sich selber absehen, seine Lage »von oben« betrachten und sich Auswege aus seinem Dilemma fantasieren. Es gibt nur noch ihn und sein Elend.

- Mit den eben geschilderten Veränderungen geht häufig ein Antriebs- und Interessenverlust einher. Die jahrelange Anspannung hat an den Kräften gezehrt und das verfügbare Energieniveau sinken lassen. Das Wünschespektrum ist geschrumpft. Viele Tätigkeiten und Unternehmungen, die früher Spaß gemacht haben, haben inzwischen ihre Zug- und Strahlkraft verloren. Über die Welt und die Menschen hat sich ein Grauschleier gelegt. Die betreffende Person ist träger geworden, ihr Tatendrang und ihre Initiative sind deutlich gemindert. Oft kann sie sich selber zu notwendigen Erledigungen kaum noch aufraffen.

- Häufig beobachten wir in diesem Zusammenhang das Umsichgreifen einer Orientierungskrise. Der durch jahrelange Eheprobleme gebeutelte Mensch hat seine zentralen Werte und Lebensleitmotive zum Teil verloren. Er weiß nicht mehr, was er will und was ihm gut tut; er ist desorientiert, gültige Gewissheiten sind ihm abhanden gekommen. Von selbst findet er aus dem Labyrinth seines Beziehungsdramas oft nicht mehr heraus.

- Als besonders fatal kann angesehen werden, dass chronische Ehekrisen besonders gut kompensierte neurotische Konfliktlagen aufbrechen lassen und den davon Betroffenen in eine seelische Erkrankung stürzen.
  Das Gleiche gilt für eine versteckte masochistische Disposition. Im Regelfall hätte der diesbezüglich Veranlagte nie Bekanntschaft mit seiner fragwürdigen »Lust am Leiden« gemacht. Nun aber übt er sich in Unterwerfung und lässt sich bis an die Grenze der Unzumutbarkeit demütigen.

Die eben aufgeführten zehn Merkmalsgruppen sind in meiner Darstellung etwas dramatisch überhöht. Sie treffen natürlich auch nicht in ihrer Gesamtheit auf jeden einzelnen gestressten Dauerunglücksraben zu. Aber selbst wenn eine Person aus einer chronisch gestörten Zweierbeziehung nur an drei bis vier der oben benannten Leiden krankt, eine permanente Unzufriedenheit mit ihrem Dasein und ihrem Schicksal ist ihr sicher. Eine tragische Lebensbilanz lässt sich in jedem Fall ziehen.

1.4 Die Tricks des Trennungsunwilligen

Die Unfähigkeit zur Trennung, trotz gescheiterter Ehe, geht nicht nur auf das Konto des Ausbruchswilligen. Wir müssen uns auch die Frage stellen, welche Rolle der an der Bindung festhaltende Partner in diesem unglücklichen Drama spielt. Es ist nämlich in vielen Fällen so, dass der an dem Weiterbestand der Beziehung interessierte andere bewusst-absichtlich oder unbewusst-unabsichtlich sein »Liebesobjekt« festhält oder solche Verhaltensweisen an den Tag legt, die dem anderen eine Trennung zumindest zusätzlich erschweren. Es soll hier also auch noch von den speziellen Tricks und Manövern die Rede sein, mit deren Hilfe dem Partner Fesseln angelegt werden können.

Wo und womit wird der Ausbruchswillige im wahrsten Sinne des Wortes »gefesselt«? Was stellt der am Eheerhalt interessierte andere an, um seinen Partner festzuhalten?

- *Zum Beispiel: Er isoliert seinen Partner systematisch!*
  Ein probates Mittel ist z.B. die hinterlistige Taktik, die Verwandten, Bekannten und Freunde des anderen zu vergraulen, indem er sie un-

freundlich behandelt, brüskiert oder indem er ihnen das Haus verbietet. Vor jedem bevorstehenden Besuch äußert er heftigen Unmut, »macht Theater« oder ergießt einen Schwall abwertender Urteile über die, die da kommen wollen, aber eigentlich wegbleiben sollten. Der Gastgeber, sein Partner, fürchtet sich mittlerweile schon im Vorhinein, was wohl diesmal wieder alles Unliebsames passieren könnte, und verliert mit der Zeit die Lust und Motivation, sich immer wieder solchen peinlichen Situationen auszusetzen. Der Protagonist wird allmählich zum isolierten Einzelkämpfer, er verliert den tragenden Halt seines sozialen Netzes und hat auch bald keine Vergleichsmaßstäbe mehr, was Recht und Unrecht ist und wie andere Ehen funktionieren. Ihr Mann/seine Frau ist der einzige Bezugspunkt und bekommt schon von daher gesehen eine übergebührliche Wichtigkeit.

- *Zum Beispiel: Er demontiert den anderen systematisch!*
Der dominantere Teil innerhalb einer Zweierbeziehung kann in sadistischer Weise Freude daran empfinden, seine intime Bezugsperson durch ironische Anspielungen oder versteckte Herabsetzungen permanent abzuwerten. Er stellt ihn vor anderen bloß, empört sich über die »schlimmen Fehler« des anderen und lässt keine Gelegenheit aus, das Ungenügen seines Partners, moralisch entrüstet, herauszustellen. Die so unter Dauerbeschuss stehende Person verliert allmählich ihr Selbstbewusstsein, wird unsicher und mutlos und bringt auch nicht mehr die Courage auf, Ausbruchsversuche zu wagen.

- *Zum Beispiel: Er verhindert Konfliktgespräche:*
Einer Trennung gehen im Normalfall und in der Mehrzahl der Fälle Auseinandersetzungen zwischen ihm und ihr voraus. Das Paar gibt seiner Unzufriedenheit mit der Ehe Ausdruck, offenbart seine Enttäuschung, wirft dem anderen seine Fehler, Versäumnisse und Lieblosigkeiten vor, rechtfertigt sich selber, zeigt seinen Kummer oder seine Verzweiflung. Und all das findet nicht nur einmal statt, sondern wiederholt sich in einer Kette von Streitgesprächen. Nun gibt es aber Zweierbeziehungen, in denen solche Aussprachen tabu sind. In der Regel fängt einer mit den Gesprächsblockaden an, beginnt,

die verbalen Auseinandersetzungen zu verweigern, indem er einschnappt, entsetzt den Raum verlässt, sofort anfängt zu weinen oder solch ein Stakkato an bösen Gegenvorwürfen vom Zaun bricht, dass dem anderen die Luft wegbleibt. Der Gesprächswillige wird für seinen Versuch, einen ehelichen Konflikt anzusprechen, von seinem Partner bestraft. Als Folge davon traut er sich dann immer weniger, das Gleiche noch einmal zu versuchen. Mit der Zeit etabliert sich – was das Ansprechen von ehelichen Problemen anbelangt – eine totale Sendepause. Der auf diese Weise mundtot gemachte andere bleibt auf seinem Kummer, seinen Vorwürfen und seiner Enttäuschung sitzen. Aber gerade dieses ganze Päckchen an Unerledigtem ist es, das ihn an seinen Partner bindet. Eine mögliche Trennung wird erschwert.

- *Zum Beispiel: Er entzieht dem anderen die Berechtigungsbasis für seine Unzufriedenheit:*
  Nicht jeder ist in der Lage, die Güte seiner Ehe einigermaßen objektiv einzuschätzen. Er schwankt in der Beurteilung der Qualität seiner Zweiergemeinschaft. Das kann den anderen dazu verführen, die Ehesituation übertrieben positiv darzustellen und seinem Partner eine Fehldeutung der Wirklichkeit vorzuwerfen.
  »Du hast gar keinen Grund, unglücklich zu sein, uns geht es doch recht gut miteinander. Du mit deinen romantischen Vorstellungen! Was du dir wünschst, gibt es doch nur im Kino. Schau dich doch mal um! Gemessen an Heide und Erich oder Helmut und Beate führen wir doch eine gute Ehe. Du hast einfach zu hohe, idealistische Ansprüche!«
  Indem der Bindungswillige bei seinem Partner die Zweifel an dessen Wahrnehmungs- und Urteilsfähigkeit weckt und seinerseits eine positive Definition ihrer Ehe abgibt, entzieht er ihm die Berechtigungsbasis für seine Ausbruchswünsche.

- *Zum Beispiel: Er schwingt die moralische Keule:*
  Eine besondere Taktik, seinen Partner auf das Ausharren in einer unglücklichen Ehesituation zu verpflichten, besteht in der moralischen Verteufelung jeder Form von Trennung.
  »Du machst die Familie kaputt. Wir dürfen nicht nur an unser Glück

denken. Die armen Kinder werden für ihr ganzes Leben einen Schaden zurückbehalten. Wir haben uns vor Gott ewige Treue geschworen. In meiner Familie trennt man sich nicht, da beißt man die Zähne zusammen und stellt sein eigenes Ego zurück. Wie kannst du so leichtfertig etwas fortwerfen, was wir uns gemeinsam und oft unter Mühen aufgebaut haben.«

Argumente dieser Art gibt es viele, um den moralisch hochstehenden Wert einer Paargemeinschaft zu beschwören. Dem anderen diese Werthaftigkeit eindringlich vor Augen zu führen, bedeutet, seine Trennungswünsche mit massiven Schuldgefühlen zu belegen. Und manchen drückt diese zu erwartende Schuld zu Boden und macht ihn handlungsunfähig.

- *Zum Beispiel: Er erzeugt Angst durch Vergeltungsdrohungen:*
  In den so genannten Unterschichtsehen, wo der Missbrauch körperlicher Gewalt nicht selten anzutreffen ist, spielt das Angstmachen gegenüber dem Trennungswilligen eine bedeutsame Rolle. Manche Frauen trennen sich nur deshalb nicht von ihren lieblosen und teilweise brutalen Männern, weil diese ihnen im Falle einer Trennung nicht nur Prügel, sondern sogar Mord androhen.
  »Er findet mich überall!«, geben diese Frauen zitternd zu Protokoll und treten nach einem Ausbruchsversuch geduckt den Heimweg wieder an. Das Potenzial, das in dieser schrecklichen Vergeltungsdrohung steckt, fesselt sie wider Willen an ihre ungeliebte Ehe.

- *Zum Beispiel: Er appelliert an das soziale Gewissen des anderen:*
  Der vom Verlassenwerden bedrohte Partner kann weinend seine eigene Hilflosigkeit und Schwäche herausstreichen und seiner intimen Bezugsperson das Bewusstsein vermitteln, wie sehr sie doch von ihm gebraucht wird. Indem er an das soziale Gewissen des anderen appelliert und seine enorme Wichtigkeit betont, baut er ihn zu einem bedeutsamen Menschen auf, der das Schicksal eines anderen in seinen starken Händen hält. Der auf diese Weise Angesprochene kann sich dem narzisstischen Sog dieses Hilferufs nicht leicht entziehen.

- *Zum Beispiel: Er gelobt Besserung:*
Aktuelles Trennungsbegehren einer Person erwächst häufig auf dem Boden eines partnerschaftlichen Fehlverhaltens.

Sie, die Schlampe, hat wieder die Wohnung nicht aufgeräumt und wieder keine warme Mahlzeit auf den Abendbrottisch gebracht. Er, der Trinker, hat wieder sein Geld versoffen und seine Frau verprügelt. Das jeweilige Opfer ist angesichts der erlittenen Widrigkeiten fest entschlossen, nun endlich die eheliche Gemeinschaft aufzukündigen, und unternimmt die ersten notwendigen Schritte dazu. Da aber gelobt der andere hoch und heilig Besserung, kommt reumütig mit einem Blumenstrauß angelaufen und erfüllt dem geschädigten Partner einen lang ersehnten Wunsch und für kurze Zeit ein verändertes Verhalten. Die gezeigte tiefe Zerknirschung des Täters und sein liebevolles Umgarnen des Opfers lässt den Betroffenen immer wieder schwach werden und in seiner wunschgesteuerten, aber auch unvernünftigen Naivität auf tatsächliche Besserung hoffen. Er bleibt.

- *Zum Beispiel: Er macht den anderen finanziell abhängig:*
Eine bewährte Methode, den eigenen Partner an den häuslichen Herd zu fesseln, besteht in der Unterbindung seiner beruflichen Selbstverwirklichung. Dem wichtigen anderen wird ausgeredet, eine angeblich unterbezahlte Stelle oder einen ehrrührigen Job anzunehmen. Der in den Ehestand aufgerückten Studentin wird das Weiterstudieren verwehrt, weil Kinder kommen und sie es sowieso nicht nötig hat, später einmal Geld zu verdienen (Motto: »Du hast ja mich!«). Es gibt auch Männer, die ihren Frauen per Machtwort eine Berufstätigkeit verbieten und damit auch Erfolg haben. Überall dort, wo Frauen sich freiwillig oder gezwungenermaßen auf das Hausfrauendasein reduzieren oder reduzieren lassen, keinen Beruf erlernen oder den Anschluss an ihren Beruf verlieren, besteht eine finanzielle Abhängigkeit von ihren Männern, und damit entfällt die Chance, auf eigenen Beinen zu stehen. Sie sind auf ihren Partner angewiesen, eine Trennung von ihm entzöge ihnen die manchmal üppige finanzielle Basis, an die sie sich inzwischen gewöhnt haben.

- *Zum Beispiel: Er sucht Verbündete:*
Nicht selten kommt es vor, dass sich der Ehebestandsverteidiger unter den gemeinsamen Kindern Verbündete sucht. Die Kinder werden dann mit dem Bazillus der Trennungsangst infiziert und fragen Mami oder Papi bei jeder Gelegenheit, ob sie oder er nun fortgehen würde. Die um sich greifende Angst der Kinder macht natürlich einen tiefen Eindruck auf den Trennungswilligen und lässt neben Schuldgefühlen auch die bange Frage auftauchen, ob er/sie es wirklich verantworten könne, den Kindern den Schock des Fortgehens zuzumuten. Kinder spüren oft sehr hellfühlig die Scheidungsabsichten eines Elternteils. Total alarmiert entfachen sie dann ein ganzes Arsenal an Bitten, Fragen und anklammernden Verhaltensweisen. »Wo gehst du denn hin, Mami? Kommst du auch wieder? Hast du Mami/Papi noch lieb? Ich will aber, dass Mami immer bei uns bleibt, sonst bin ich ganz traurig. Der Papi ist böse, er will uns ganz alleine lassen, dann haben wir keinen Papi mehr und dann weinen wir alle.«
Oftmals entwickeln sich Kinder in einer Ehe, deren Zusammenhalt gefährdet ist, zu kleinen Therapeuten. Sie versuchen dann, den elterlichen Streit zu schlichten, Harmonie herzustellen und unter Zurückstellung der eigenen Bedürfnisse alles zu tun, was den trennungswilligen Elternteil weiterhin an seine Ehe bindet. Letzterer wird durch die rührenden Bemühungen seines Kindes, die Familie zu erhalten, tief betroffen und verunsichert sein und möglicherweise gehindert, seine Trennungsabsicht in die Tat umzusetzen.

Ich will es an dieser Stelle mit der Aufzählung der wichtigsten Manöver, eine kranke Ehe am Leben zu erhalten, sein Bewenden lassen, obwohl es noch andere Mittel und Wege gibt, seinem Partner das Ausbrechen aus der Paargemeinschaft zu erschweren. Wie gesagt, zu erschweren. Den wirklich Entschlossenen können auch die eben aufgezählten Hindernisse nicht davon abhalten, seine Zweierbeziehung aufzukündigen. Wer wirklich gehen will, der geht.

In diesem Buch sollen die seelischen Gründe beschrieben werden, warum ein Mensch aus einer bestimmten inneren Verhinderung heraus an einer Ehe festhält, obwohl sie längst gescheitert ist und ihm nur Freudlosigkeit und Dauerstress beschert. Ich habe ja bereits an anderer

Stelle die Kriterien einer gescheiterten Paargemeinschaft aufgezählt und besprochen. Der gesunde Menschenverstand will nicht begreifen, warum sich eine Person das weitere Verbleiben in einer derart gescheiterten Ehe immer weiter zumutet, obwohl sie inzwischen zur Depressionshöhle oder einem gelinden Albtraum geworden ist. Das Aufrechterhalten einer Zweierbeziehung, die mehr Kummer und Entbehrung als Glück und Zufriedenheit bringt, geschieht nicht freiwillig. Die hier zu beschreibenden Personen sind Gefangene einer bestimmten seelischen Verfassung, die ihnen den notwendigen Befreiungsschlag verunmöglicht. So wie die Suchtstruktur eines Trinkers Ursache dafür ist, dass der Betroffene seinen Alkoholkonsum nicht oder nur sehr schwer aufgeben kann, genauso bedingen erlernte Erlebnismuster, Ängste, bestimmte Bedürfnisse und Gefühlslagen, dass manche Menschen aus dem Kerker ihrer Ehe nicht ausbrechen können. Diesen Gefangenen ist vorliegendes Buch gewidmet, verbunden mit der Hoffnung, dass die vertiefte Erkenntnis ihrer Situation erste Schritte in Richtung Freiheit ermöglichen werde.

In den nun folgenden 14 Kapiteln werden die häufigsten Ursachen-Gruppen für die »Unfähigkeit zur Trennung« ausführlich erörtert. Im letzten Abschnitt dagegen wird versucht, Auswege aus dem Dilemma aufzuzeigen und den Betroffenen Mut zu machen, sich aus ihren Fesseln zu befreien.

2. KAPITEL

Die unsichere Bindung

2.1 Vorbemerkung

Wenn ein Kleinkind in den ersten vier bis fünf Lebensjahren sehr ängstigende, widersprüchliche, quälende, lieblose oder entbehrungsreiche Beziehungserfahrungen macht, dann erwirbt es eine Art seelische Grundstörung, die seine weitere normale Entwicklung behindert. Das betroffene Kind bildet dann eine neurotisch beeinträchtigte Persönlichkeitsstruktur aus, die sehr unterschiedliche Ausprägungen annehmen kann, unter anderem die hier zu besprechenden Erscheinungsformen.

Die nächsten fünf Kapitel dieses Buches gehören zusammen, sie beschreiben die unterschiedlichen Facetten ein und desselben komplexen Vorgangs, nämlich die gestörte menschliche Frühentwicklung und ihre möglichen Folgen.

Die einzelnen Schwerpunkte lauten:
- Die unsichere Bindung
- Die Trennungskonflikte
- Das depressive Anklammerungsbedürfnis
- Die strukturellen Defizite des psychischen Apparates
- Die Schuldgefühlsbindung

Im Kapitel über die unsichere Bindung werden die einzelnen Störfaktoren aufgelistet, die sich krank machend auf die seelische Entwicklung des kleinen Kindes auswirken. Sie gelten auch in ihren Folgeerscheinungen für fast alle Probleme, die in diesem Buch besprochen werden. Wir behandeln die eben erwähnten kindlichen Störungsmuster deshalb, weil sie im späteren Erwachsenenleben wieder auftreten und das Trennungsverhalten bzw. die Unfähigkeit zur Trennung einer Person bewirken. Die in früher Kindheit gemachten speziellen Beziehungserfahrungen werden in der Regel auf den Ehepartner übertragen und hier wiederum zum Problem.

2.2 Die unsichere Bindung

Die psychologische, insbesondere die psychoanalytische Wissenschaft hat seit einigen Jahren ein besonderes Lieblingsthema in Arbeit, nämlich die so genannte Bindungsforschung, die schon bereits in den 50er- Jahren des 20. Jahrhunderts von dem berühmten Psychoanalytiker Bowlby begründet wurde.

Bindung ist eine Grundqualität des menschlichen Lebens und beschreibt das »Bedürfnis, die Nähe einer anderen bevorzugten Person aufzusuchen und aufrechtzuerhalten«. (Bowlby) Dieser wichtige andere ist – lebensgeschichtlich gesehen – derjenige, der sich um das kleine, neugeborene Kind kümmert, es pflegt, ernährt und liebevoll behandelt, also in der Regel die Mutter. Der Gebundene errichtet ein »inneres Objekt«, das heißt ein emotional aufgeladenes Abbild des wichtigen anderen in seiner Seele, das gleichzeitig all die Beziehungserfahrung enthält, die er mit dem Betreffenden gemacht hat, unter anderem die Erinnerungen an das gemeinsam Erlebte. Bereits nach sechs Monaten ist das Bindungsverhalten bei einem Säugling ausgebildet (Rehberger, 1999).

»Das Ziel von Bindungsverhalten besteht in der Aufrechterhaltung bestimmter Grade der Nähe an die Bindungsfigur.« (Bowlby, 1989, S. 58)

Die »Drohung eines Verlustes der Bindungsperson – besonders an der Aufgeregtheit kleiner Kinder zu beobachten – erzeugt Angst und führt dazu, dass Bindungsverhalten in starkem Maße aktiviert wird: Die abwesende Bezugsperson wird gesucht, sie wird, wenn wiedergefunden, berührt und dann klammernd festgehalten.« (Bowlby, 1982, S. 168)

Eine Entwicklungslinie kindlichen Erlebens und Verhaltens vom ersten bis zum 18. Lebensjahr besteht ja unter anderem in der schrittweisen Abnabelung von dieser sehr früh aufgebauten Nähebindung an die Eltern und in dem allmählichen Erreichen von Autonomie und Selbstständigkeit.

Frühe negative und leidvolle Beziehungserfahrungen des Kleinkindes durch bestimmte elterliche Erziehungshaltungen, Versäumnisse, schädigende Verhaltensweisen oder durch spezielle schicksalhafte Konstellationen führen zu einer Traumatisierung des betroffenen Kindes und setzen – je nach Lage des Falles – unterschiedliche neurotische Entwicklungen in Gang, die trotz ihrer Verschiedenheit bei der hier vorgestellten Gruppe eines gemeinsam haben: einen unsicheren Bindungs-modus und in dessen Folge Trennungsangst und/oder Verlassenheits-panik.

»Kindliches Beziehungsverhalten wird unter anderem auch aktiviert bei Fremdheit, Hunger, Müdigkeit und Furcht einflößenden Situatio-nen.« (Bowlby, 1982, S. 162)

Versagen die Eltern als Geborgenheit vermittelnde Sicherheitsbasis und sind sie für das Kind auch keine bedürfnisbefriedigende Quelle mehr, dann resultiert ein ängstliches, sprich unsicheres Bindungsver-halten.

Unmittelbar, bevor ich diese Zeilen zu Papier gebracht habe, hatte ich ein kleines Erlebnis:

Ich wollte gerade das Haus, in dem sich meine Praxis in der Berliner Innenstadt befindet, betreten, als ich herzzerreißendes Kindergeschrei hörte.

Auf der gegenüberliegenden Straßenseite erblickte ich zwei kleine Kinder, die beide barfuß waren. Das etwa vierjährige Mädchen rief ver-zweifelt nach seiner Mutter und versuchte dabei, die schwere automa-tisch schließende Tür des fünfstöckigen Altbauhauses, in dem die Fami-lie anscheinend wohnte, offen zu halten. Ihr kleiner Bruder, vielleicht zwei Jahre alt, stand betreten und schweigend mit gesenktem Kopf da-neben, einen Nuckel im Mund, einen zweiten in der Hand.

»Meine Mama, meine Mama!« und »Meine Mama ist weg!« schrie das Mädchen jammervoll. In ihrem verzerrten Kindergesicht stand die blanke Panik. Ich versuchte tröstend und beruhigend auf sie einzureden, aber ohne Erfolg. Sie war zu keiner anderen Aussage über ihre Mutter zu bewegen noch war sie bereit, einige Sätze mit mir auszutauschen. End-lich ließ sie die schwere Haustür los. Die Tür schlug zu und konnte nun von außen nicht mehr geöffnet werden. Die beiden Kinder hatten sich ausgesperrt. Das Mädchen schrie weiter. Endlich ließ sie ihren kleinen Bruder stehen, da wo er stand, und machte sich barfuß auf den Weg, die Mutter zu suchen. In diesem Moment tauchte die Mutter, aus einer Tief-garage kommend, auf. Das Mädchen rannte zu ihr hin, der Zweijährige dagegen blieb regungslos stehen. Erst als ich ihm mehrfach vor Augen hielt: »Sieh mal, da ist deine Mami!«, setzte er sich langsam in Trab.

Für mich war es eindrucksvoll, aber auch schmerzlich-bewegend, das demonstriert zu bekommen, worüber ich gerade schrieb.

An dieser Stelle bleibt es uns leider nicht erspart, die Psychopathologie der frühen Kindheit zu betrachten und die wichtigsten krank machenden Verhaltensweisen der Pflegepersonen und die wichtigsten leidbringenden Lebensumstände aufzuzeigen, die das ganz junge Kind in eine neurotische Entwicklung treiben. Ein so genannter unsicherer Bindungsmodus ist die Ursache für Trennungsangst und Verlassenheitspanik auch im Erwachsenenalter und resultiert aus desolaten Entwicklungsbedingungen in der Kindheit. Diese krank machenden Wirkfaktoren sollen nun im Folgenden beschrieben werden:

- *Reale Trennungserfahrungen*
  Wenn Kinder öfter allein gelassen werden, keine verlässliche Präsenz von Mutter oder Vater erleben, tage- oder sogar wochenlange Trennungen von ihrer primären Bezugsperson erleiden oder schlimmstenfalls Vater oder Mutter durch Scheidung oder Tod verlieren, dann führt das häufige Erlebnis der Verlassenheit zu Gefühlen von Hilflosigkeit und Verzweiflung bis hin zu Panikzuständen mit Todesangst. Denn die Abwesenheit der Mutter bedeutete in der Frühgeschichte der Menschheit für einen Säugling reale Lebensgefahr. In den menschlichen Genen ist noch heute dieses Überlebensprogramm verankert. Diese Kinder erwerben ein so genanntes Trennungstrauma, das sie mehr oder weniger bewusst ein ganzes Leben lang begleiten kann.

- *Entbehrungen*
  Kleinkinder sind zutiefst bedürftige Wesen. Sie benötigen zu ihrem Gedeihen die Befriedigung gewisser elementarer Bedürfnisse wie: Stillung von Hunger und Durst, Hautkontakt und liebevollen Zuspruch, Reiz, Schutz und Geborgenheit, Ansprache und fürsorgliche Akte der Körperpflege. Mangelerleben und chronisch ungestillte Sehnsüchte dieser ganz basalen Begehrlichkeiten führen zu einer tiefen Verunsicherung und mangelndem Urvertrauen in die Freundlichkeit von Welt und Menschen.

- *Zurückweisung bei hilfesuchender Annäherung*
  Kinder brauchen Liebe. Wenn sie abgelehnt werden oder ihr Unerwünschtsein spüren, geraten sie in eine verzweifelte innere Situation und verstehen die Welt nicht mehr.

- *Misshandlungen*

  Weniger spektakulär, aber gleichfalls sehr schädigend, wirken alle Erziehungsmethoden, die mit der Erniedrigung und Demütigung des Zöglings arbeiten, das Kind nicht ernst nehmen, es der Lächerlichkeit preisgeben oder es beschämen. Harte erzieherische Verbote, Erdulden von Gewalt (Prügel) und Feindseligkeiten traumatisieren ein Kind, lassen Gefühle von Verlassenheit und panische Angst aufkommen und unterbinden die Entwicklung eines auf Vertrauen gegründeten Sicherheitsgefühls.

- *Nichtbeachtung*

  Kinder möchten wahrgenommen und in dem, was sie tun und an Gefühlen ausdrücken, gespiegelt werden. (»Du bist aber heute stark. Das hast du aber gut gemacht. Jetzt freust du dich auch sehr.«) Wenn sie keine Aufmerksamkeit erhalten, nicht verstanden werden oder gar »Luft« für Mutter oder Vater sind, kommen sie sich überflüssig und nicht akzeptiert vor und leben in der ständigen Ungewissheit darüber, ob sie dem anderen etwas bedeuten und von ihm geliebt werden.

- *Überforderung*

  Zu frühe und zu hohe Leistungsanforderungen können den Entwicklungsrhythmus eines Kindes erheblich beeinträchtigen und in eine zu früh forcierte Autonomie treiben. Oftmals drängen übermäßige Kontrolle, Drill und erzieherische Härte den jungen Menschen in eine von den Eltern gewünschte Richtung, die aber den Neigungen und Fähigkeiten des Kindes zuwiderläuft und die die Ausbildung eines falschen Selbst bewirkt. Eigeninitiative wird blockiert, der Betreffende unterwirft sich den Forderungen und Erwartungen der Erzieher oder wird zum ewigen Rebellen.

- *Aggressive Gehemmtheit*

  Sehr nachteilig für die Entwicklung eines Kindes wirkt es sich auch aus, wenn es einer Verpönung jeglicher Gegenwehr und seines Affektsausdrucks (»Jungs weinen nicht!«) ausgesetzt wird. Das Kind entwickelt dann meistens eine aggressive Gehemmtheit, kann sich nur schwer selbst behaupten, nicht »nein sagen« und für die eigenen

Bedürfnisse einstehen. Sein Vertrauensverhältnis zu seinen Mitmenschen ist gestört.

- *Erleben von Willkür*
  »Die Erfahrung nicht zuverlässiger Berechenbarkeit der Bindung in Augenblicken des Angewiesenseins auf Schutz, Sicherheit, Hilfe und Trost« (Rehberger, 1999, S. 111) kann ein Kind – langfristig gesehen – ebenfalls traumatisieren.

Die eben aufgeführten, auf die Entwicklung eines heranwachsenden Menschen psychopathogen wirkenden Faktoren sind nur eine Auswahl aus einer ganzen Schar möglicher Krankmacher. Im Falle des »unsicheren Bindungsmodus« ist eine Lockerung der engen Bindung des Kindes an seine primäre Bezugsperson nicht erfolgt. Sie war nicht möglich, weil keine gute basale Beziehung zur Mutter (Vater) bestand, denn erst die Sicherheit in der Beziehung zu einer ausreichend guten mütterlichen Pflegeperson macht ein Sich-Entfernen, das heißt Trennen, allmählich möglich.

Eine große Gruppe von seelisch gestörten Kindern, die aus einem krank machenden Elternhaus stammen, reagiert, so gesehen, eigentlich paradox. Statt sich aufatmend dem sie schädigenden Milieu zu entziehen, bleiben sie an denjenigen Menschen kleben, die ihnen die nötigen Entwicklungsreize gerade nicht gegeben haben.

Der unsichere Bindungsmodus beinhaltet insgesamt drei wichtige Konsequenzen:

1. Der betreffende Mensch leidet als Kind (und später als Erwachsener) an Trennungsangst oder auch an deren Steigerungsform, der Verlassenheitspanik, wenn Trennung fantasiert wird oder vermeintlich droht. Da er ein unsicheres Bindungsmuster erworben hat, so werden bei ihm – in Reaktion auf eine Trennungsdrohung – Gefühle der schmerzlichen Verlassenheit aktiviert, die sich bis zur Verlassenheitspanik steigern können. Die erinnerten Gefühle haben – aufgrund des frühen Lebensalters – keine Verknüpfung mit Worten erlangt, da der Säugling der Frühzeit noch nicht sprachfähig war. Es fehlen dem Gefühl der Angst und Panik die dazugehörigen Wort- und Bildrepräsentanten. Der später Erwachsene steht unter der permanenten Unsicherheit, ob der

wichtige andere zu ihm hält, ihn schätzt oder liebt und deshalb bei ihm bleiben wird.

2. Da der Protagonist nie in seinem Leben ein sicheres Gebundensein erlebt hat, kommt es bei ihm zu einer übermäßigen Wertschätzung einer Beziehung. Was man nie erhalten hat, wonach man sich zeitlebens gesehnt hat, ist ein besonders kostbares Gut. Für ihn ist unter Umständen im späteren Leben die einmal eingegangene Bindung zu einem Partner »das Allerwichtigste auf der ganzen Welt«. Dahinter steckt die alte Kindersehnsucht, die unbefriedigende Bindungssituation der Kindheit und die damals erlittenen Ängste rückwirkend heilen zu wollen und in einem zweiten Anlauf sich das zu verschaffen, was ihm früher vorenthalten worden ist.

3. Da der Mensch mit einer unsicheren Bindung das bisher immer Vermisste so sehnsüchtig begehrt, wird er alles unternehmen, um seine augenblickliche Beziehung zu erhalten, selbst wenn sie alles andere als glücklich ist. Er kann auch hier nicht loslassen, obwohl das Experiment Zweisamkeit »längst gescheitert ist«.

Die Autoren Joana Davila und Thomas N. Bradbury haben sich im Journal of Family 15/2001 der Frage gewidmet, warum viele unglückliche Paare trotzdem zusammen bleiben. Ergebnis: unglücklich Verheiratete unterscheiden sich von bereits geschiedenen Personen in einem zentralen Persönlichkeitsmerkmal, nämlich der Bindungsunsicherheit:
»Für bindungsunsichere Personen haben Beziehungen einen extrem hohen Stellenwert im Leben. Das Festhalten an einer unglücklichen Beziehung liegt in diesem Beziehungsstil begründet.«
»Menschen, die in einem extremen Maße auf ihre Partnerschaft fixiert sind und gleichzeitig unter Verlassensängsten leiden, sind bestrebt, auch eine schlechte Beziehung um jeden Preis aufrechtzuerhalten. Motto: ›Lieber eine schlechte Beziehung als gar keine!‹ Trotzdem waren diese Personen unzufriedener, gestresster und hatten deutlich häufiger depressive Symptome – sowohl im Vergleich mit glücklich verheirateten als auch mit geschiedenen Personen.«

2.3 Die Angst vor der Wiederkehr eines Traumas

Zum Abschluss des zweiten Kapitels möchte ich mich einem bereits erwähnten Sachverhalt zuwenden, um ihn jetzt etwas ausführlicher zu besprechen. Es geht um die real erfahrenen Trennungen, die das betroffene Kleinkind traumatisiert haben und bei ihm in ihrer Folge Trennungsangst oder Verlassenheitspanik als seelische Disposition hinterlassen haben. Wie an anderer Stelle ausgeführt, hat der inzwischen erwachsene Mensch keine Erinnerung an die Frühzeit seines Lebens. In den ersten zwei Lebensjahren besitzt das Kind noch keine Fähigkeit, seine Gefühle in Sprache zu fassen. Es fehlen ihm die Begriffe und Symbole für Bilder und für seine emotionale Befindlichkeit. Deshalb können die erlittenen Verlassenheitstraumata nicht in der Art von szenischen Erinnerungen an vorgefallene Situationen des Alleingelassenseins im menschlichen Gedächtnis gespeichert werden, sondern nur in Form von Affekten. Menschen erinnern Gefühle, aber nicht die konkreten damaligen Auslöser für diese Gefühle. Die im Gedächtnis gespeicherten Angstaffekte können durch innere oder äußere Auslöser wieder wachgerufen werden, ohne dass der betreffende Mensch im Moment ihres Auftretens ein Wissen um ihre biografische Vergangenheit hat. Die Wiederkehr seines Traumas aus der Frühzeit seines Lebens ist ihm nicht bewusst.»Wir sehen heute, dass die Antizipation des Traumas *nicht* bewusst ist. Die erwartete Gefahr und die befürchtete Überwältigung werden als gegenwärtig erlebt, *ohne* bewusste Kenntnis des Zusammenhangs zur eigenen Geschichte. Sie werden als aktuelle Bedrohungen empfunden, die es *abzuwenden* gilt.« (Rehberger, 1999, S. 75)

Die Wiederaktivierung eines Traumas kann durch Trennungsfantasien des Protagonisten herbeigeführt werden, zum Beispiel in Reaktion darauf, dass er sich durch seinen Partner zurückgewiesen, frustriert, misshandelt oder erniedrigt fühlt (innerer Auslöser). Sie kann aber auch durch Trennungsdrohungen seines Liebesobjekts erfolgen (äußerer Auslöser). Immer wenn das Thema»Trennung vom Intimpartner« in irgendeiner Form aktuell wird, werden die mit dem Trauma verbundenen Gefühle losgetreten. Im Zentrum der aufkommenden Trennungsangst steht der Affekt der Hilflosigkeit und der Ohnmacht.»Begleitreaktionen der Angst sind Herzklopfen, Herzrhythmusstörungen, Atemnot, Mundtrockenheit, Zittern mit Muskelanspannung, Schwäche, Gefühl der

Ohnmacht, Durchfälle, Schweißausbrüche und Schlaflosigkeit.« (Rehberger, 1999, S. 77)

Auch die von Winnicott beschriebenen Ängste vor einem Zusammenbruch oder vor dem Sterbenmüssen gehören in das Umfeld der Verlassenheitspanik.

Folgende reale Trennungssituationen kommen häufig vor und können ein Kleinkind traumatisieren:

- Verbleib des Säuglings nach seiner Geburt im Krankenhaus ohne ständige Anwesenheit der Mutter;
- Krankenhausaufenthalte der Mutter nach der Geburt des Kindes oder während seiner ersten ein bis drei Lebensjahre;
- Berufstätigkeit der Mutter: Das Kind wird wechselnden Pflegepersonen überlassen;
- Krippenkind: Der Säugling ist tagsüber von der Mutter getrennt;
- zu frühe Unterbringung in einem Kindergarten (vor dem zweiten Lebensjahr);
- Verlust eines Elternteils durch Scheidung oder Tod.

Die eben aufgezählten Situationen sind recht drastische Beispiele dafür, wie reale Trennungen von Mutter und Kind aussehen können. Daneben gibt es aber Verlassenheitssituationen, die mehr im Verborgenen stattfinden, die nicht so handgreiflich sind, aber in ihrer traumatischen Wirksamkeit den Ersteren kaum nachstehen. Ich spreche von all jenen Konstellationen, wo die primäre Bezugsperson grundsätzlich anwesend ist (unter Umständen im Zimmer nebenan), aber innerlich abgetaucht ist. In diesen Fällen ist die Mutter seelisch nicht präsent: Sie überhört die Notsignale ihres eigenen Kindes, lässt es ungebührlich lange schreien, versinkt in ihrer eigenen depressiven Verfassung, zieht sich zurück in ihre eigene Welt. Das Kind ist der Mutter phasenweise gleichgültig, sie verliert den Rapport zu ihm, ihre Augen sind tot. Wenn sich derartige Vorkommnisse wiederholen, können sich viele kleine subtraumatische Beeinträchtigungen zu einem großen Trauma auswachsen und Bindungsunsicherheit und letztlich Trennungsangst zurücklassen. Vollständigkeitshalber muss aber erwähnt werden, dass nicht alle Kinder auf die eben aufgezählten Trennungssituationen in gleicher Weise reagieren. Es gibt robuste Naturen, die eine Trennung von der primären Pflegeperson vergleichsweise untraumatisiert wegstecken und keinen Schaden für das weitere Leben mitnehmen. Was den einen krank macht, muss einen anderen noch lange nicht schädigen, es kommt auf die mitgebrachte Konstitution an (Sensibilität).

Abschließend ein Beispiel zu: Reale Trennungserfahrungen*
Die Mutter von Claudio M. erlitt vier Monate nach der Geburt ihres Sohnes einen schweren Verkehrsunfall, der Schäden im Beckenbereich und der unteren Wirbelsäule hinterließ und der insgesamt fünf Operationen – verteilt auf vier Jahre – erforderlich machte. Das Baby bzw. Kleinkind wurde in der Zeit der mütterlichen Abwesenheit, die jeweils drei bis sieben Wochen dauerte, in ein Kinderheim gegeben. Der Vater war auf Montage im Ausland und besuchte seine Familie jährlich nur einige Male. Die Betreuung und Erziehung des Kindes lag fast ausschließlich in den Händen von Frau M.

Als späterer Erwachsener erinnerte Claudio nur einen einzigen Heimaufenthalt, und zwar den letzten, als er viereinhalb Jahre alt war. Er sah sich weinen und abseits stehen, hatte ein Bild von dem Kachelmuster des Flures und dachte mit warmen Gefühlen an Tante Jutta, eine Kinderbetreuerin. Welche Spuren das fünfmalige Getrenntsein von seiner mütterlichen Bezugsperson in ihm hinterlassen hatte, ahnte er in keiner Weise. Dass er auch seiner Mutter Probleme machte und häufig ein auffälliges Benehmen zeigte, war seinem Gedächtnis entschwunden. Die Mutter erinnerte sich, dass ihr Sohn immer trennungsängstlich gewesen war. Als sie ihn einmal für eine Viertelstunde allein gelassen hatte – er spielte gerade so schön –, um mit ihrer Nachbarin zu reden, war er heulend auf die Straße gerannt und hatte sie gesucht. Noch mit fünf bis sechs Jahren konnte er ihre kurzfristige Abwesenheit kaum ertragen. Er

---

* Die mitgeteilten Fallbeispiele in diesem Buch stellen keine realexistierenden Personen dar, wurden aber auch nicht vom Autor willkürlich erfunden. Sie beinhalten vielmehr idealtypische Verkörperungen einer bestimmten Persönlichkeitsstruktur oder einer ganz spezifischen Problem- und Konfliktlage. Sie entstanden durch Übereinanderkopieren tatsächlicher Fälle, wobei aber alle persönlichen Daten und Fakten fortgelassen oder so verändert wurden, dass die betreffenden Personen nicht wiedererkannt werden können.

hörte dann mit dem Spielen auf und legte sich horchend auf die Lauer, um die Schritte der zurückkehrenden Mutter zu erlauschen. Sein Standardsatz damals: »Mutti, gehst du wieder weg?«

Nach zwei der längsten Heimaufenthalte verhielt er sich der Mutter gegenüber abweisend und aggressiv. Dieses Verhalten schlug nach einer gewissen Wiedereingewöhnungszeit ins Gegenteil um. Nun wollte der Junge ständig auf ihrem Schoß sitzen, sie berühren oder sich an ihrem Kleid festhalten. Wenn sie in der Wohnung hin und her lief, folgte er ihr in alle Räume wie ein kleines ängstliches Hündchen. Noch bis zum zehnten Lebensjahr kam er jede Nacht in ihr Bett.

Von seiner ersten Klassenfahrt musste er wegen unstillbaren Heimwehs nach Hause zurückgeschickt werden.

Seine erste große Liebe mit 17 Jahren scheiterte daran, dass er seiner Freundin kaum Luft zum Atmen ließ. Er klebte förmlich an ihr, suchte ihre körperliche Nähe, wollte ständig bei ihr sein und sie für sich ganz allein haben.

Er plante sehr bald die Hochzeit und entwickelte die Vorstellung und Glaubensgewissheit, mit ihr auf »immer und ewig« zusammen zu bleiben.

Im späteren Leben gehörte er zu denjenigen Menschen, die an Trennungsangst und Verlassenheitspanik litten.

Nach allem, was über Claudios Ursprungsfamilie bekannt wurde, hatte er eine »ausreichend gute« Mutter, die ihr Kind liebte und ihm entwicklungsgerechte Fürsorge und Förderung zuteil werden ließ. Sein angstbesetztes Klammerverhalten resultierte ausschließlich aus seiner Traumatisierung (Heimaufenthalte) innerhalb der ersten fünf Lebensjahre.

Fassen wir zusammen. Der unsicher Gebundene
- ist sich der Zuneigung oder Liebe seines Partners nie ganz sicher;
- schätzt den Wert einer Zweierbeziehung besonders hoch ein;
- hat Angst davor, seine Beziehung aufzugeben, weil er sich vor der Wiederkehr seines Verlassenheitstraumas fürchtet;
- tut alles, um seine Beziehung zu erhalten, bzw. kündigt sie auch dann noch nicht auf, wenn sie bereits gescheitert ist.

Das affektive Grundmuster »unsichere Bindung« spielt bei den folgenden Störungsbildern (Trennungskonflikt, depressives Anklammerungsbedürfnis, strukturelle Defizite und Schuldgefühlsbindung) als Hintergrundmelodie mit unterschiedlicher Gewichtung eine bedeutsame Rolle, fällt aber nicht mit ihnen zusammen. Deshalb besteht die Berechtigung, sie als eigenständige Varianten anzuführen und darzustellen.

3. Kapitel

Die vier Trennungskonflikte

Die menschliche Kindheit und Jugend ist ein einziger kontinuierlicher Abnabelungsprozess vom Elternhaus. Junge Menschen lösen sich normalerweise in kleinen Schritten – manchmal auch mit eingestreuten größeren Sprüngen – von ihren primären Bezugspersonen, ohne aber die emotionale Verbundenheit zu ihnen aufzugeben. Sie werden selbstständig und suchen sich schließlich eine eigene Bleibe. Vater und Mutter treten dann gefühlsmäßig in den Hintergrund und verlieren an Wichtigkeit für das eigene, auf die Zukunft gerichtete Leben. Aus der psychoanalytischen Entwicklungslehre wissen wir, dass es im menschlichen Lebenslauf sensible Zeitstrecken gibt, wo sich das Trennungsthema krisenhaft zuspitzt. Das Kind und der Jugendliche machen bis zur endgültigen Trennung von Vater und Mutter vier Trennungs-Konflikt-Phasen durch, von deren glücklicher Lösung das weitere Bindungsschicksal des Betreffenden abhängt. Wenn diese kritischen Entwicklungsabschnitte nicht zufrieden stellend durchlaufen und abgeschlossen werden, misslingt die Abnabelung des Kindes von seinen Eltern und zurück bleibt ein in Abhängigkeit gefesselter Mensch, der in späteren Jahren dieses Gebundensein auf eine Partnerfigur überträgt, zum Beispiel von der Mutter auf seine Ehefrau.

Wir wollen jetzt kurz über den Prozess der Individuation sprechen, bei dem es um die Herausbildung der einzelnen Segmente der menschlichen Seele geht. Individuation ist, überspitzt gesagt, ein Einpersonendrama und beschreibt die seelische Geburt des Menschen und seine Weiterentwicklung zu einer voll ausgebildeten reifen und erwachsenen Person. Gemeint ist jener – genetisch vorprogrammierte – seelische Prozess, bei dem die einzelnen Funktionen und Segmente der psychischen Struktur entstehen, sich differenzieren und ausreifen. Auf diese Weise bilden sich Gefühlsfähigkeiten und umschriebene Bedürfnisse, die Fähigkeiten zur Realitätsprüfung und Impulssteuerung, eine Gewissensinstanz, eine eigene Identität, narzisstische Strukturen, Ideale, bestimmte Erlebnis- und Verhaltensmuster, Gewohnheiten, Reaktionsstile, Geschmacksrichtungen und all jene motorischen und kognitiven Fähigkeiten, die zur täglichen Lebensbewältigung gebraucht werden. Es entsteht das, was wir mit dem »Charakter« eines Menschen bezeichnen, nämlich seine einmalige und unverwechselbare Eigenart.

Bei der Individuation geht es um das »Ich-Selbst-Sein«, um das Abgegrenztsein von anderen, um die eigene Individualität mit all ihren Eigenschaften und Aspekten. Ich meine, dass die Individuation deshalb ein Ein-Personen-Drama ist, weil es hier einzig und allein um die Realisierung einer Entwicklungsaufgabe geht, und zwar der des Kindes. Die Pflegepersonen stellen sich zwar in den Dienst dieses Prozesses, ermöglichen dem Sohn oder der Tochter das seelische Wachstum durch ihre Fürsorge, aber sie sind nur Funktionsträger in diesem Geschehen. Zu einem Zwei-Personen-Drama wird die Individuation erst dann, wenn sich Mutter oder Vater diesem Prozess in den Weg stellen, ihn blockieren oder das Kind in seiner Unreife festhalten. Dann kommt es zu einer konflikthaften Entwicklung mit bösen Konsequenzen, wie wir an anderer Stelle erfahren werden.

Der Ausdruck Symbiose bezeichnet den Gegenspieler, das heißt den Gegensatz zur Individuation. Er meint symbiotische Verschmelzung, Eins-Sein mit einem anderen Wesen, Dual-Union und keine eigene Individualität haben.

Entwicklungspsychologen vermuten, dass sich der menschliche Säugling etwa bis zu seinem achten Lebensmonat in einer innigen körperlichen und emotionalen Verschränkung mit seiner Mutter befindet und während dieser Zeit im Zustand der primären Liebe, der Bemutterung und fraglosen Geborgenheit lebt, in einer fast paradiesischen Situation.

Der Prozess der Autonomieentwicklung läuft dem der Individuation zeitlich parallel, ist teilweise mit ihm in Wechselwirkung oder von ihm nur schwer abgrenzbar. Autonomie stellt das Gegenteil von Abhängigkeit dar und meint: Selbstständigkeit, unabhängig sein vom anderen, auf eigenen Füßen stehen und sich den Anforderungen und Wechselfällen des Lebens gewachsen fühlen. Das schrittweise Erreichen der Erwachsenenreife schließt von Anfang an einen Zwei- oder Mehr-Personen-Prozess ein, also ein Beziehungsdrama. Es ist ja immer der zu mir in Beziehung stehende andere, von dem ich mich abgrenze. Autonom werden heißt, die gewachsene Bindung zu Mutter und Vater zu lockern, Freiheit statt Gebundensein anzustreben, aus dem Einflussbereich eines Du herauszutreten und sich nicht mehr in das eigene Leben hineinreden zu lassen.

Die Autonomieentwicklung des Menschen bis hin zum Erwachsensein geht in vier Phasen vor sich, deren krisenhafte Zuspitzung wir mit dem Ausdruck »Konflikt« belegen. Konflikt deshalb, weil das Verlassen einer Entwicklungsphase und der Eintritt in eine neue nie ganz reibungslos verläuft. Das Alte kann nicht ohne weiteres aufgegeben werden, konflikthafte Ablösungsprozesse sind deshalb die Regel.

So gesehen gibt es vier Trennungskonflikte, und zwar:

- den Individuationskonflikt
- den Autonomiekonflikt
- den Triangulierungskonflikt
- den endgültigen Ablösungskonflikt.

3.1 Der Verschmelzungs-Separationskonflikt (Individuationskonflikt)

Der Begriff Symbiose ist hier eine Metapher für eine sehr innige Mutter-Kind-Beziehung. Mutter und Kind haben ausgedehnten Körperkontakt, sie sind ein »Herz und eine Seele«. Ihre extreme gegenseitige Nähe geht hin bis zur Verschmelzung. Zwischen den beiden herrscht ein spannungsfreies Wohlbefinden, eine harmonische Verschränkung (Balint), eine Mutter-Kind-Zwei-Einheit, ein zirkulärer Resonanzprozess im Austausch von Gefühlen und mimischen Signalen. Das Kind erfährt fürsorgliche Bemutterung, Nestwärme und kann mit der allzeitigen Verfügbarkeit seiner Pflegeperson rechnen. Diese symbiotische Phase dauert etwa zehn Monate und umfasst den Zeitraum von 0,2 bis 1,0 Jahren.

Im achten Monat etwa beginnt für das Kind die expansive und lustvolle Exploration seiner Umgebung. Unter dem wachsamen Auge der Mutter robbt das Kind durch die Wohnung und unternimmt Erkundungszüge. Es separiert sich von seinem mütterlichen Liebesobjekt für einen kurzen Zeitraum, versichert sich aber durch Blickkontakt der Nähe des guten Objekts. In der Phase der Separation ist optimale Distanz eine Notwendigkeit. Die Mutter soll dem Kind Freiheit und Gelegenheit zur Erforschung seiner Umwelt einräumen. Dabei muss die Mutter durch ihre Anwesenheit in der Wohnung dem Kind die Möglichkeit zum »emotionalen Wiederauftanken« (Furer) gewähren. Das Kind sollte zu ihr hinrobben und sie berühren können. (Siehe K. König, 1981, S. 29)

Diese lustvollen Separationsversuche des Kleinkindes können aber nachhaltig gestört werden, wenn dem Baby nicht »ausreichend gute« Entwicklungsbedingungen geboten werden. Bleibt die Mutter ihrem Kind eine ausreichende Befriedigung seiner symbiotischen Bedürfnisse schuldig (Lieblosigkeit, Vernachlässigung, mangelnde Fürsorge, wenig Körperkontakt, Frustration der oralen Wünsche, keine Nestwärme, allgemeines Nichtverstehen seiner jeweiligen Bedürfnislage), dann bleibt das Kind an die symbiotische Phase fixiert nach dem Motto: »Ich kann mich erst dann von einem Entwicklungsabschnitt trennen, wenn ich all das bekommen habe, was zu seinem Durchlaufen nötig ist.« Sein ungestillt gebliebener Hunger nach Symbiose lässt all die Begehrlichkeiten aktuell bleiben, die in der Verschmelzungsphase angesagt waren. Aber auch das Gegenteil kann zu einem gleichen Resultat führen: Eine extreme und zeitlich sehr ausgedehnte Verwöhnung des Kindes mit viel Körperkontakt, Nähe, Zärtlichkeit, innigem Verstehen und gluckenhafter Liebe mit ausgedehnter Unterdrückung der kindlichen Separationsbestrebungen führt auch zu einer Fixierung auf dieser Entwicklungsstufe, die aber oft einen sehr ambivalenten Charakter trägt. Der späte erwachsene Mensch wird in seiner Ehe – unbewusst – unter anderem die Neuauflage seiner Mutter-Kind-Beziehung anstreben, um die unterbliebenen Entwicklungsschritte in seiner Frühkindheit nachholend zu durchlaufen. Er wird mit seinem Liebesobjekt eine Symbiose anstreben, um erstens die einstmals erlebte Situation der Verwöhnung weiterzuführen und um zweitens seine diffusen narzisstischen Spannungen zu lösen. (Nur schwach ausgebildete Selbststrukturen, Gefühle von Unwert und der eigenen Unvollständigkeit erzeugen eine ständige narzisstische Spannung, die in der Verschmelzung mit einem anderen, mütterlich-haltgebenden Objekt aufgehoben werden können.) Eine ersehnte, aber nicht gewagte Trennung vom eigenen Ehepartner würde Verzicht auf eine uralte Hoffnung bedeuten. Der Betreffende müsste seinen Versuch aufgeben, durch das Nachholen einer bisher nur unvollständig durchlaufenen Entwicklungsphase endlich ein wirklich erwachsener, das heißt reifer Mensch zu werden. Er müsste außerdem auf seinen Wunsch verzichten, in einer möglichen symbiotischen Verschmelzung von seinen quälenden narzisstischen Spannungen befreit zu werden. Und er müsste schlussendlich, um sich trennen zu können, eine Fähigkeit besitzen, die ihm nicht zur Verfügung steht. Gemeint ist die Möglichkeit zur Aggression, um mit deren Hilfe erste Trennungsschritte einzuleiten und auszuführen.

Wir müssen an dieser Stelle auf einen bestimmten Frauentyp zu sprechen kommen, der in der psychologischen Literatur als »overprotective mother« bezeichnet wird. Die hier gemeinten Mütter (Väter) umgeben ihre Kinder mit übergroßer Fürsorglichkeit und einengender Besorgnis. Sie stülpen sich wie eine Glucke über Sohn oder Tochter und ersticken sie beinah mit ihrer Wärme und übermäßigen Liebe. Sie erleben das Kind als einen Teil von sich, mit dem sie in inniger Weise verschmolzen sind. Ein Verlassen der gemeinsamen symbiotischen Blase wird als Bedrohung erlebt und entsprechend geahndet. Das Trennen des Kindes von der Mutter gilt als Sünde. Dem Kind wird wenig privater Raum gelassen. Die Mutter ist ohne Distanz und klebt hautnah am Körper und am Innenleben ihres Kindes, das den Dunstkreis der Wohnung oder Familie nicht verlassen darf und alle seine Befriedigung nur aus der Hand der Mutter und nirgendwo sonst beziehen soll. Oft ist diese Art von Mütter (Väter) in infantil-passiver Weise davon abhängig, von Tochter oder Sohn nicht getrennt zu sein, da sie auf deren affektive Zufuhr ständig angewiesen sind. Dem Kind wird immer wieder eingeimpft, wie schön es doch bei Mutter sei, wie lieb es die Mutter doch habe und dass es sein Mütterlein niemals verlassen dürfe. Zum Erziehungsritual eines derart geprägten Elternhauses gehört die Verteufelung der kindlichen Aggression. Das Kind wird auf Harmonie gedrillt. Es darf seinen impulsiven aggressiven Regungen nicht nachgeben, da sie die Verschmelzungswünsche der Mutter bedrohen. Es soll vielmehr immer brav, lieb und anschmiegsam sein und der Mutter ein Augenstern. Die Unterdrückung des Wutaffekts beim Kind macht seine Entfernung von Mami so gut wie unmöglich, da bei seinem Gewahrwerden sofort massive Schuldgefühle auftreten. Auch der später erwachsene Mensch kann durch eine Schuldgefühlsbindung an seinen Partner gefesselt sein, wie wir in einem späteren Kapitel erfahren werden.

3.2 Der Autonomiekonflikt: Abhängigkeit versus Autonomie

Der hier zu besprechende Entwicklungsabschnitt des kleinen Kindes umfasst etwa die Jahre 1–3! Die erste, teilweise Ablösung des Sohnes oder der Tochter von der primären Bezugsperson erfolgt, wenn das Kind laufen lernt und in die Welt hinausstürmt, um sie zu erkunden; wenn es das »Neinsagen« entdeckt und auszudrücken lernt; wenn es eigene Willensregungen gegen den erklärten Willen der Mutter (des Vaters) durchzusetzen versucht und mit Trotz reagiert, wenn seinen Wünschen Einhalt geboten wird. Das Autonomiebestreben des kleinen Kindes in der Phase 1.–3. Lebensjahr ist der erste, aber auch der wichtigste Schritt in einer fast über zwei Jahrzehnte dauernden Ablösung vom Elternhaus.

Mit welchen Verhaltensweisen und Strategien bringen es Eltern nun fertig, ihren Sohn oder ihrer Tochter das Selbstständigwerden zu sabotieren:

Das Kind wird beispielsweise auf sehr ungesunde Weise verwöhnt, indem man ihm möglichst alle Handreichungen und intendierten Aktivitäten abnimmt, noch bevor es sie selber ausführen kann. Das Kind muss immer Händchen geben und die Mutter auf dem gemeinsamen Spaziergang anfassen. Es darf nicht auf das Klettergerüst oder die Schaukel, weil es sich dabei verletzen könnte. Es zieht sich nicht allein an und aus. Die Mutter übernimmt auch viele Jahre seine Körperpflege und wischt unter Umständen noch dem älteren Schulkind den Po ab. Dem Sohn oder der Tochter wird verwehrt, sich selber eine Stulle zu schmieren oder das Müsli einzurühren. Der Umgang mit Messern ist lange tabu. Dem Kind wird ständig die Gefährlichkeit der Welt drohend vor Augen geführt und welches Verletzungspotenzial im Umgang mit den Dingen und in einer überschießenden Motorik steckt. Redewendungen wie: »Das kannst du nicht, dazu bist du noch viel zu klein!« gehören zum Standardrepertoire einer überbesorgten und alle Tätigkeiten des Kindes kontrollierenden Mutter (Vater). Angst machen und entmutigen statt mitmachen und unterstützen ist angesagt. Die Eltern überlassen das Kind zu wenig sich selbst. Sie mischen sich überall ein und wollen überall mitmischen, auch im Bereich des Spielens. Will das Kind ein Streichholz anzünden, ein Buch aus dem Regal holen, die Eisenbahn aufbauen, sind Vater oder Mutter sofort zur Stelle und assistieren ihm.

Autonomie wird verteufelt. Die Mutter vermittelt dem Kind immer wieder die Überzeugung:»Du brauchst deine Mutter, sie ist weit und breit der wichtigste Mensch für dich, du bist ohne sie verloren.« Wenn sich das Kind trotzdem widersetzt und aus dem Dunstkreis seiner Mutter entflieht, dann wird es von ihr mit Liebesentzug bestraft, mit Tränen oder demonstrativ gezeigter Traurigkeit.

Mütter, die ihre Kinder sehr eng an sich zu binden versuchen, tun das in der Regel aus eigenen Bedürfnissen heraus oder um Konflikte, eigene Schwächen oder Versuchungen »unter der Decke« zu halten, das heißt abzuwehren. Sie tun es nicht in böser Absicht oder um ihrem Kind zu schaden.

Eine bestimmte Gruppe von Müttern hat für sich keine eigene tragende Lebensform gefunden. Die Mutterrolle muss dann das fehlende Lebensziel ersetzen. »Das Kind wird für sie zum Lebensinhalt und zum Substitut der eigenen unerfüllten Erwartungen und Wünsche. Zusätzlich vom Ehemann enttäuscht, klammert sich die Mutter an das Kind, das nicht so gefährlich und potenziell kränkend ist wie ein Erwachsener.« (K. König, 1981, S. 91) »Später müssen Kind und Mutter die Trennung fürchten: Das Kind, weil es nicht gelernt hat, ohne eine Mutter zu leben, die Mutter, weil sie ihren Lebensinhalt verliert.« (H. J. Dallmeyer 1975, zitiert nach K. König) Oft ist das eigene Kind für eine Mutter die einzig verfügbare Person, mit der sie Emotionen austauschen kann, die einzig erreichbare Wärmequelle.

Sehr selbstunsichere und schwache Mütter benötigen unter Umständen jemanden, der noch schwächer ist als sie, den sie als klein, hilflos und unvermögend erleben, um sich angesichts dieser geballten Ladung an Mangelhaftigkeit selber stärker fühlen zu können. Manche Väter erlauben ihrem Sohn nicht, tüchtig und selbstständig zu werden, um nicht in eine Rivalitätshaltung ihm gegenüber zu verfallen (zum Beispiel Neuauflage eines alten Bruderkonflikts) und Aggressionen zu entwickeln, die ihr Kind nicht verdient hat. Einige Mütter wollen ihren Sohn möglichst klein und abhängig halten. Er darf kein richtiger und starker Mann werden, weil die Mutter nur mit depotenzierten Männern zurechtkommt. Insbesondere depressive Mütter wollen für einen anderen Menschen unentbehrlich sein, um ihrem Leben einen Sinn zu geben. Sie werden aber nur so lange dringend gebraucht, solange das eigene Kind klein und hilfsbedürftig ist. Also sind sie daran interessiert, Sohn oder

Tochter die Autonomieentwicklung zu erschweren. Das unselbstständige, abhängige und stark elternfixierte Kind eignet sich auch besonders gut dazu, Nähe- und Symbiosewünsche einer Mutter zu befriedigen. Insofern verstärkt ein ungelöster Abhängigkeits-Autonomiekonflikt einen bereits nicht gelösten Vorgängerkonflikt (Symbiose versus Separation) mit dem Ergebnis, dass das Kind nun vollends an der Mutter klebt und in späteren Jahren massive Trennungsprobleme haben wird.

Oft können sich diese vorgeschädigten, später erwachsenen Menschen nur dann von der Mutter/dem Vater trennen, wenn sie übergangslos vom Elternhaus in eine Ehe/Lebenspartnerschaft stolpern und ihr Gebundensein und ihre Trennungsangst mit dem neuen Partner in alter Weise ausleben. Sie haben sich in Wahrheit gar nicht getrennt, sondern nur das Objekt für ihre Abhängigkeit ausgetauscht.

3.3 Der Triangulierungskonflikt

Der Triangulierungskonflikt ist die Weiterentwicklung des Autonomiekonfliktes. Er wird im Alter von 3–4 Jahren so richtig aktuell, hat aber auch schon in der Zeit davor eine Bedeutung. Triangulierung geht mit der Entdeckung eines dritten anderen einher. In die Dyade Mutter–Kind dringt eine dritte Person ein und wird für das Kind wichtig. Das Kind macht die Erfahrung, dass es neben der bisher überaus wichtigen mütterlichen Bezugsperson noch andere interessante und liebenswerte Menschen gibt, zum Beispiel den Vater. Indem es sich nun auch dem anderen zuwendet, löst es seine sehr engen Bande zur Mutter und gewinnt damit ein klein wenig mehr Abstand zu ihr. Diese wichtige dritte Person muss nicht unbedingt der Vater sein. Ein älteres Geschwisterchen kann in Frage kommen, die Oma, die das Kind regelmäßig versorgt und hütet, oder aber eine Pflegeperson in der Kinderkrippe. Je größer die Familie ist, desto mehr potenzielle Bezugspersonen hat das Kleinkind zur Verfügung und desto leichter kann es seine Ansprüche und Forderungen an einzelne Personen richten und verteilen.

Wodurch, so wollen wir uns fragen, kann diese Triangulierung zum Scheitern gebracht werden und zu einem Konflikt führen, der eventuell noch im Erwachsenenalter seine Wirkmächtigkeit entfaltet?

Im Extremfall kann eine Mutter verhindern, dass eine wirkliche Triangulierung stattfindet, indem sie keinen Dritten in die Mutter-Kind-

Blase hineinlässt. Sie lockert die enge dyadische Mutterbindung nicht, isoliert ihr Kind von anderen Menschen und wacht eifersüchtig darüber, dass niemand dem Kind emotional zu nahe kommt. Die Mutter tut sich mit dem Sohn zusammen und baut ihn als ihren »kleinen Kavalier« auf (Partnerersatz), oder aber sie zwingt die Tochter zu einer gleichgeschlechtlichen Identifizierung und behandelt das Kind weiterhin so, als wäre es ein Teil von ihr. Das geht allerdings nur bis zum Eintritt ins Schulalter, dann brechen unweigerlich andere Menschen – Mitschüler und Lehrer – in diese bis dahin gehütete Exklusivität ein.

Im zweiten möglichen Fall wird die Mutter frühzeitig aus ihrer engen Beziehung zu ihrem Kind hinausgeschubst. An ihre Stelle tritt der Vater. Er macht die Tochter zu seinem kleinen »Liebchen« und schreibt ihr die Rolle zu: »Bleibe immer meine süße kleine Tochter, werde nie wie deine Mutter!« (G. Rudolf, 1996, S. 48) Er kann sich aber auch mit dem Sohn gegen die Mutter verbünden und Letztere entwerten.

Das Scheitern einer notwendigen Triangulierung erzeugt verhängnisvolle Konsequenzen:

Wenn ein Kind nie die Erfahrung gemacht hat, dass man eine Beziehung durch eine andere ersetzen kann, wird es im Erwachsenenleben erhebliche Trennungsprobleme haben. Es wird in große Loyalitätskonflikte kommen und sich die bange Frage stellen: Darf ich mich einem neuen anderen zuwenden und den alten dafür verlassen, darf ich eine Beziehung durch eine andere ersetzen? Spitzen sich diese Loyalitätskonflikte bereits im Kindesalter zu, so wird der Betroffene dieses Dilemma durch Anklammern an seine primäre Bezugsperson (Mutter/Vater) lösen. Auch seine späteren Beziehungen in einer Partnerschaft als Erwachsener stehen dann unter dem Vorzeichen der Trennungsambivalenz: Es sind Beziehungen, in denen stets Trennung gewollt, aber Anklammerung betrieben wird.

In den folgenden Jahren bis zur Pubertät hin vergrößert sich die Selbstständigkeit des Kindes und Jugendlichen immer ein bisschen mehr, bis es dann mit 16 bis 18 Jahren – normalerweise – zur endgültigen Verselbstständigung und damit Ablösung vom Elternhaus kommt.

3.4 Die endgültige Ablösung in der Adoleszenz

Kinder bzw. Jugendliche beginnen im 14., 15. Lebensjahr mit ersten Lockerungsbemühungen, was die Bande zu den Eltern anbelangt. Sie verweigern sich zunehmend den Verboten und Geboten von Vater und Mutter und kündigen ihnen in Schritten den Gehorsam auf. Sie entwickeln ein eigenes Wertesystem, ein eigenes Weltbild und ein eigenes Lebenskonzept und versuchen immer häufiger ihre eigenen Gedanken und Wünsche gegenüber der elterlichen Meinung aggressiv zu verteidigen und zu behaupten. Sie weisen Mutters/Vaters bisher übliche Nähe- und Kontaktwünsche teilweise zurück und reduzieren die Zeit des gemeinsamen Zusammenseins immer mehr. Sie sind auch nicht mehr bereit, Mutters oder Vaters Bedürfnisse nach Beistand, Stützung, Verständnis und mitfühlender Teilhabe wie bisher zu befriedigen und die alten Familienstrukturen aufrechtzuerhalten. Sie möchten nicht mehr kontrolliert und über ihr Innenleben – wie früher üblich – ausgefragt werden.

Der Sohn setzt der Mutter ein selbst erwähltes Liebesobjekt (eine erste Freundin) vor die Nase, die Tochter tut Ähnliches mit dem Vater.

Die sich ablösenden Kinder sind oft kaum noch zu Hause. Sie führen ein Eigenleben im Kreis ihrer Peergroup, schlafen nachts manchmal bei Freunden und lassen die Eltern auf ihren Dankbarkeitserwartungen für geleistete und aufopfernde Aufzieharbeit schnöde sitzen.

Mit Variationen spielt sich dieses Szenario in fast allen »normalen« Familien so ab, wie eben geschildert. Aber – wie wir im Verlauf meiner weiteren Ausführungen sehen werden – kann es sich auch anders entwickeln und krankhafte Formen annehmen. Dann nämlich, wenn Vater oder Mutter die natürlichen Loslösungsbemühungen ihrer Brut entweder von klein auf oder ab einem bestimmten Alter aktiv zu unterdrücken versuchen, weil sie die eigenen Kinder im familiären Nest festhalten oder bei deren Auszug weiterhin an sich binden wollen. Sie tun dies aus eigener Bedürftigkeit heraus, um weiterhin Nähe und Intimität zu erleben, um nicht allein zu sein, um eine Klagemauer zu haben, Trost und Anerkennung zu bekommen, um einen Puffer zwischen sich und dem Ehepartner zu besitzen oder eine Gegenleistung für lebenslange Aufopferung zu erhalten. Die möglichen Motive für ihr Klammerverhalten sind äußerst zahlreich. Sie halten auch deshalb manchmal so fest, weil sie von den eigenen Eltern nicht losgelassen wurden und zeitlebens Gebundene geblieben sind. Trennungen erschüttern ihr Lebens- und Welt-verständnis und müssen unter allen Umständen vermieden werden. Wenn sie »Glück« haben, gelingt es ihnen, die Tochter oder den Sohn so weit zu deformieren, dass auch diese die gleiche Binnenstruktur erwerben wie sie und Klammer-Verhalten entwickeln.

In der Regel wird dieses Erlebnismuster auch auf den Beziehungs-partner übertragen und führt dazu, dass sie auch eine längst gescheiterte Ehe nicht aufgeben können.

Wie wir erfahren haben, kumuliert die schrittweise Ablösung des Kindes von Vater und Mutter in vier Konflikten:

- erste Schritte der räumlichen Separierung von der primären Bezugs-person;
- allmähliches Selbstständigwerden mit der Herausbildung eines eige-nen Willens;
- sich auch anderen Menschen zuwenden;
- vom Elternhaus ganz ablösen.

Missglückte Trennungserfahrungen werden auf den späteren Partner übertragen und entfalten in der Beziehung des Paares ihre Wirkung. Im Einzelnen heißt das:

- Es besteht Trennungsambivalenz: sich trennen wollen, stattdessen bleiben.
- Auftretende Probleme führen zu einem Anklammerungsverhalten bei der gestörten Person.
- Bei auftretenden Trennungsabsichten oder -versuchen treten diverse Ängste auf, Loyalitätskonflikte und massive Schuldgefühle.

4. Kapitel

Das Anklammerungsbedürfnis des Depressiven

An dieser Stelle soll von Menschen die Rede sein, die eine so genannte depressive Persönlichkeitsstruktur besitzen, häufig ein ausgeprägtes Abhängigkeitsbedürfnis entwickelt haben und als Folge davon zu einem anklammernden Verhalten neigen.

Der depressive Mensch hat als Kleinkind in seinen ersten beiden Lebensjahren zu wenig Bemutterung, Geborgenheit, Sättigung, Akzeptanz und Selbstwertbestätigung durch die Nähe einer liebevoll zugewandten Bezugsperson erfahren. Sein intensiver Beziehungswunsch wurde enttäuscht, aber sein Hunger nach Nähe und Zuneigung blieb ungebrochen weiter bestehen. Um trotz seiner Enttäuschungswut und Trauer über den erlittenen Liebesmangel doch noch die Wertschätzung und emotionale Wärme eines anderen Menschen zu erlangen, entwickelte er eine Strategie, die mit dem Begriff »altruistische Lösung« beschrieben werden kann. Der Depressive fand einen halbwegs tragfähigen Ausweg aus seiner Not, indem er nahe stehenden Bezugspersonen das zu geben bereit war, was er selber gerne gehabt und gebraucht hätte: Verständnis, Aufmerksamkeit, Zuspruch, Wertschätzung, Lob, Fürsorge und »Fütterung«. Er kümmerte sich in sehr verantwortlicher Weise um seine Mitmenschen, stellte eigene Wünsche und Interessen zurück, passte sich den Erwartungen der anderen an, bemühte sich um ausgesprochene Harmonie in den Beziehungen und steigerte seine Selbstlosigkeit manchmal bis hin zu einer ausgeprägten, aber ungesunden Opferbereitschaft. Seine eigenen Bedürfnisse erlebt der Betreffende als schlecht und unangemessen, weil sie in der Kindheit so wenig auf liebevolle Resonanz gestoßen sind oder gar Ablehnung erfahren haben. Die aus der Enttäuschung resultierenden Ärger- oder Wutimpulse wecken heftige Schuldgefühle bei ihm und müssen auch deshalb unterdrückt oder verdrängt werden, weil ihre Äußerung das dringend benötigte gute Einvernehmen mit dem Liebesobjekt stören oder gar in Frage stellen könnte.

Da der Depressive in seiner frühen Kindheit zu wenig bewundernden Zuspruch für seine Person und zu wenig oder gar keine liebevolle Spiegelung für seine eigene Lebendigkeit und seine gefühlshaften Äußerungen erfahren hat, konnte sich bei ihm kein tragfähiges Selbstbewusstsein und Selbstwertgefühl entwickeln. Infolgedessen zweifelt er ständig an seinem Wert, seiner eigenen Liebenswertheit und dem Wert seiner Leistungen, versucht aber diese Selbstzweifel dadurch auszugleichen, dass er sich für wichtige andere unentbehrlich macht, das heißt von ihnen gebraucht wird.

Uns interessiert im Zusammenhang mit dem Thema dieses Buches aber in erster Linie die Gruppe von depressiven Persönlichkeiten, die ein besonderes Abhängigkeitsbedürfnis entwickelt hat. Diese Menschen werden von einem übermäßigen Liebeshunger, das heißt von symbiotischen Wünschen nach Verschmelzung mit einem Intimpartner, getrieben und sind deshalb ständig um Zuneigung bemüht. Eine Patientin berichtet:»Diese Wünsche überfallen mich in einer Stärke, dass es mir den Boden unter den Füßen wegzieht. Mein Bedürfnis ist so groß, dass ich meine, nie satt zu werden. Das alles nimmt mich total gefangen. Ich habe dann für nichts anderes Raum, alles andere ist dann total unwichtig.« (Zitat D. Stiemerling, 1995: Zehn Wege aus der Depression, S. 47)

Im Grunde steht ihr Ehepartner stellvertretend für die eigene Mutter, die in ihrer Rolle als »gutes mütterliches Objekt« teilweise oder ganz versagt hat. Trennung würde Abschied bedeuten: Nämlich sich verabschieden müssen von der Hoffnung, den krank machenden Liebesmangel aus frühen Kindertagen durch eine gegenwärtige Partnerliebe nachträglich heilen und auffüllen zu können. Insofern bedeutet das Verlassen des Ehemannes/der Ehefrau nicht nur die Trennung von diesem konkreten Menschen – den man einmal geliebt und an den man hohe Erwartungen geknüpft hat –, sondern es bedeutet auch das Zurückgeworfenwerden auf das quälende Defizit von früher, auf Leere, Kälte und Unlebendigkeit.

Ein weiteres Moment kommt hinzu: Eine gescheiterte Ehe bedeutet – ihrem Wesen nach –, dass elementare partnerbezogene Bedürfnisse gründlich frustriert werden und dass außerdem eine Atmosphäre von Unfrieden und Zwietracht herrscht. Die auf Harmonie und emotionalen Zuspruch angewiesene depressive Persönlichkeit kann diesen Härtetest oft nicht überstehen. Sie dekompensiert und wird tatsächlich depressiv. Das wiederum hat eine fatale Konsequenz. In dieser Weise angeschlagen, verstärken sich ihre Wünsche nach Beistand, Fürsorge und beruhigendem Körperkontakt nur noch mehr. Ihre Angewiesenheit auf den Ehe- oder Lebenspartner nimmt rapide zu. An Trennung unter diesen Umständen ist nun erst recht nicht mehr zu denken. Statt sich immer mehr von der intimen Bezugsperson abzugrenzen und auf Distanz zu gehen, huscht sie in dessen Bett, bettelt um Liebe und ist für jede Berührung unendlich dankbar. Der Depressive sitzt in seinem selbst gezimmerten Gefängnis.

Depressive, so wird uns deutlich, haben es häufig sehr schwer, sich von einer zutiefst unbefriedigenden Partnerschaft zu verabschieden. Sich vom Partner trennen heißt – auf einer tiefen archaischen Ebene – so viel wie sich von Mutter zu trennen, und das, noch bevor diese Mutter dem eigenen Kind die zu einem halbwegs glücklichen Leben gehörenden seelischen und physischen Entwicklungs- und Wachstumssubstanzen gegeben hat.

Zusammenfassend können wir feststellen, dass es für den depressiv strukturierten Menschen zwei entscheidende Barrieren auf dem Weg zu einer gewünschten Trennung gibt:

Erstens: Den Partner verlassen bedeutet Verlust einer dringend benötigten Befriedigungsquelle.

Zweitens: Den Partner verlassen bedeutet, des eigenen Wertes verlustig zu gehen.

»Wenn der drohende (oder erfolgte) Verlust ein Objekt betrifft, das für den Betreffenden im Wesentlichen Liebe, Anerkennung und Bewunderung bietet, dann steht nicht die psychische Existenz in Frage, sondern sein eigener Wert. Der Depressive läuft nicht Gefahr, seine Existenz zu verlieren, sondern seinen Wert.« (St. Mentzos, 1984, S. 178–179)

Abschließend ein Beispiel für das depressive Anklammerungsbedürfnis und damit gekoppelt die misslungene Lösung des Verschmelzungs-Separationskonflikts:

Frau Elisa D. litt an einer postnatalen Schwangerschaftsdepression im Anschluss an die Geburt ihres dritten Sohnes Joachim. Sie musste in der Klinik verbleiben und konnte ihr Baby auch nicht stillen. Im Laufe der nächsten 18 Monate war sie permanent leicht niedergeschlagen mit insgesamt vier eingestreuten depressiven Phasen, die drei bis sechs Wochen andauerten.

Während der ausgeprägteren Depressionszeiten hörte Elisa auf, für ihren Sohn ein echtes Gegenüber zu sein. Sie weinte viel, verschwand in ihre inneren Rückzugsräume, verbreitete eine Jammerstimmung, verfiel in emotionale Kältestarre und empfand keine Mutterliebe. Sie versorgte das Kind rein mechanisch, wirkte dabei aber wie tot und leblos.

Die fragenden Augen des Sohnes begegneten einem leeren Blick ohne Echo, es gab wenig Spiegelung oder ein Sich-Wiederfinden im Gesicht des anderen. Über die Kinderstube legte sich ein lähmender Grauschleier.

Auch in den Zeiten einer verbesserten Grundbefindlichkeit war die Mutter emotional häufig abwesend. Sie lachte nicht, vermittelte dem Kind keine Lebensfreude. Sie wirkte insgesamt pessimistisch-verzagt, ängstlich und deutete Unpässlichkeiten des Sohnes sehr schnell als »Katastrophe«. Ihr fehlte das Zutrauen in die Fähigkeiten und die Entwicklungsmöglichkeiten ihres Kindes, kein aufmunterndes Strahlen begleitete die neu entdeckten Aktivitäten des Babys.

Wenn es Elisa D. besser ging, plagten sie Schuldgefühle wegen ihrer Unzulänglichkeit als Mutter. Sie neigte dann dazu, das Kleinkind mit Zuwendung zu überschütten oder eigene Nähe- und Liebesbedürfnisse in Form endloser Schmusereien mit ihm zu befriedigen.

In guten Zeiten klammerte sie, in schlechten entzog sie ihm ihre Aufmerksamkeit, ließ sich ganz von ihrer Krankheit absorbieren und war für den Kleinen praktisch nicht da. In seinem emotionalen, vorsprachlichen Erleben verlief das mütterliche Verhalten nach dem Muster: Abwesenheit – Anwesenheit – Abwesenheit etc. mit den dazugehörigen Trennungsaffekten.

Als erwachsener Mann zeigte Joachim D. eine typisch depressive Charakterstruktur mit einem unaufgelösten Verschmelzungs-Separationskonflikt, der eindeutig nach dem Pol »Klammer«-Verhalten verschoben war.

Joachim D. hatte kein authentisches Selbst entwickeln können. Er litt an Minderwertigkeitsgefühlen, die ihm bescheinigten, dass er nicht attraktiv, intelligent, gebildet, interessant und temperamentvoll genug sei, um die uneingeschränkte und unverdiente Zuneigung eines anderen Menschen zu bekommen. Er hielt sich für eine blasse Erscheinung, für irgendeinen bedeutungslosen Erdenwurm, dessen Qualität nicht ausreiche, einen Partner zufrieden zu stellen. »Eigentlich bin ich es nicht wert, geliebt zu werden!« hatte sich als Überzeugung in ihm festgesetzt.

Aber gottlob gab es für ihn ein Bewältigungsmuster, um aus dieser deprimierenden Sackgasse herauszukommen. In dem Maße, in dem er sich nützlich machte und gebraucht wurde, seine ganze Kraft und Energie für andere einsetzte, sich aufopferte, dem Beladenen und Kranken eine »Übermutter« war und die Bedürftigen glücklich machte, konnte er seiner Existenzberechtigung ein Fundament errichten.

Im Umgang mit einem zu gewinnenden Liebespartner kommt dann oft das zum Einsatz, was ich mit dem Begriff »Füllhorn-Syndrom« umschreiben möchte.

Joachim D. machte es sich zur Aufgabe, seine Geliebte zu verwöhnen und mit klug ausgewählten Geschenken zu überraschen, ihr Besorgungen und Wege abzunehmen, sie mit delikaten Speisen zu füttern, sie in Konzerte und Theaterstücke auszuführen, ihr in unendlicher Geduld das eigene Ohr zu leihen und vorrangig für ihre Bedürfnisse da zu sein. Als Belohnung für seine aufopfernde Tätigkeit wünschte er sich, die Nummer eins in ihrem Leben zu sein und überhaupt »der wichtigste Mensch auf der ganzen Welt«.

Für ihn war die Liebe das Leitmotiv seines Lebens, sein eigentlicher Lebenszweck, ja seine Überlebensgarantie. Seine Partnerin war das Zentralgestirn, um das er kreiste, das sinnstiftende Element. Für ihn war Liebe etwas Überwältigendes: Innigkeit, Sex, Fürsorge, Zärtlichkeit, umhüllende Wärme, Festtagsstimmung, bedingungslose Zusammengehörigkeit und die ganze Fülle des Glücks. Es kam darauf an, dafür zu sorgen, dass sich der andere wohl fühlt und es ihm gut geht. Zu diesem Zweck musste Joachim D. ein Seismograph sein, die Erwartungen und Gefühle des anderen erspüren, sich nach seiner Kompassnadel ausrichten, sich anpassen, eigene Wünsche zurückstellen, sich auf die Stimmung des anderen einpendeln, Weltmeister im Ertragen und Aushalten von Spannungen sein. Er tat alles für die Liebe, auch die körperliche Liebe, d. h. den obsessiven Körperkontakt. Er veranstaltete mit seiner Geliebten wahre Kuschel- und Streichelorgien, knetete ihre Füße und Hände, massierte ihren Rücken und die Nackenpartie, schmuste, bumste, ließ sich betören von ihrer samtenen Haut, verbrachte ganze Tage mit ihr im Bett.

Er wollte nicht mehr von ihr lassen, wollte sich in ihr verlieren, in ihren Armen zerfließen und aufhören, ein von ihr getrennter Mensch zu sein.

Er spürte seine Abhängigkeit von ihr. Sie war seine Droge. Er konnte sich ein Leben ohne sie überhaupt nicht mehr vorstellen. Und weil er sie so sehr benötigte, durfte es zwischen ihnen keine Verstimmung, keine dicke Luft geben. Er hielt sich mit Kritik und Äußerung seines Ärgers total zurück, auch wenn es dafür Berechtigung gab. Bei aufkommenden Unstimmigkeiten versuchte er im Gegenteil zu besänftigen, einen sofortigen Rückzieher zu machen und die dunklen Wolken hinwegzulächeln.

Am schwersten fiel ihm das Alleinsein. Da seine Geliebte bei ihrem Ehemann wohnte und lebte, sah er sie nur 1- bis 3-mal in der Woche. In der Zeit, da sie nicht bei ihm war, litt er an Entzugserscheinungen und oft an quälender Sehnsucht. Er fühlte sich manchmal wie verloren, todtraurig und wie jemand, der wie betäubt durchs Leben taumelt. Er hatte den unstillbaren Drang, sich täglich ihrer Existenz zu versichern. Er musste sie jeden Tag anrufen und nachprüfen, ob sie »noch da war«. »Was macht sie jetzt? Wo ist sie jetzt? Gibt es sie noch?«, das waren die Fragen seiner permanenten Dauerbesorgnis. Er ahnte nicht, dass an dieser Stelle sein frühkindliches Verlassenheitsgefühl mit voller Wucht in die Gegenwart einbrach.

Um diese sehr intensive und geheim gehaltene Beziehung zu einer verheirateten Frau, Kate F., hatte er lange kämpfen und aufreibende Eroberungsarbeit leisten müssen, bevor sich seine Geliebte zu einem ersten Entgegenkommen bereit fand. Dass er sich ihre Liebe durch Leistung verdienen musste, erachtete er allerdings als das Normalste von der Welt.

Frauen, die ihm ohne eigene Kraftanstrengung Sympathie und Zuneigung entgegenbrachten, fand er höchst suspekt. »Die meinen doch nicht mich!«, pflegte er dann zu denken, oder: »Die rennen schreiend weg, wenn sie mich näher kennen lernen und herausfinden, was für ein Wurm ich bin!«

Gewöhnt, ein Underdog zu sein, dem nichts ohne Gegenleistung zusteht, geriet er mit Vorliebe an »hungrige Frauen«, die in ihm einen Selbstbedienungsladen sahen.

Auch seine Liaison mit Kate war insofern nicht ausgewogen, als er mehr liebte als sie. Sie diktierte das Geschehen. Sie bestimmte die Zeitpunkte des Treffens, sie ging kapriziös mit dem Gewähren von Sexualität um, benutzte Joachim als Kummerkasten und Tröster für ihr schwieriges Leben und führte neben ihrer heimlichen Liebschaft eine vollgültige Ehe mit Zärtlichkeiten und Sex. Sie hatte gewissermaßen zwei Männer, Joachim dagegen nur eine halbe Frau. Die Balance von Geben und Bekommen war nachhaltig zuungunsten des männlichen Parts gestört. Am Anfang der Beziehung machte sich Joachim aus den Unausgewogenheiten ihres Verhältnisses wenig. Gewöhnt, sowieso immer zu kurz zu kommen und eigene Bedürfnisse zugunsten des Partners zurückzustellen, setzte er gegenüber Kate sein bewährtes und von kleinauf eingespultes Verhaltensmuster mit aller Selbstverständlichkeit fort. Erste, aufkommende Zweifel an der gerechten Verteilung der Glücksgüter und Lasten hüllte er in ein gnädiges Dunkel. Aber im Laufe weiterer Jahre – ihre Paarverbindung intensivierte sich und bekam leidenschaftliche Ausmaße – begann für Joachim die immer deutlicher werdende Schieflage ihrer Liebeswirklichkeit schmerzhafte Züge anzunehmen. Er wurde zunehmend eifersüchtig auf den Ehegatten seiner Geliebten, dem es vergönnt war, die von ihm so schmerzlich entbehrte Lebenswirklichkeit des realen Alltags zu leben. Er, Joachim, durfte die Kreise seiner Geliebten nicht stören, sie nicht sehen, wann er es wollte, sie nicht anrufen, wenn ihm danach war, sie nicht um Hilfe oder Trost bitten, wenn er Probleme hatte oder verzweifelt war. Er war für Kate nur zweite Wahl. Sie hatte sich für ihren Mann entschieden und sie entschied sich jeden Tag, an dem sie bei ihm war und nicht mit ihm, Joachim, durchbrannte, erneut für ihn.

Joachim musste eine heimliche Existenz führen und ein System der täglichen Verstellung praktizieren. Er musste ständig in einer Scheinwelt leben und unter der Maske des Singles auch seine eigenen Freunde und Bekannten belügen, da seine Liebe ein Geheimnis bleiben sollte. Er schlich inkognito um ihre Villa, fuhr ungesehen durch ihre Straße, hielt Ausschau nach ihrem parkenden Auto oder begab sich manchmal des Nachts – von Angst und Sehnsucht getrieben – unter ihr Fenster, um zu sehen, ob noch Licht brannte. All das fand er zutiefst demütigend, jedoch nicht veränderbar.

Was ihm in dieser Situation aber besonders zusetzte, das war der Mangel an basaler Sicherheit. Joachim benötigte mindestens das Sakrament der Eheschließung, um seine stets präsente Verlustangst zu beschwichtigen. Die immanente, ihrem Wesen nach stets fehlende Verlässlichkeit einer heimlichen Liebesbeziehung führte Joachim sein eigenes Schmerzensthema ständig vor Augen. Er hatte eine Form der Paarverbindung gewählt, die gerade nicht in seine Seelenlandschaft passte, sondern Gift für seine Psyche war.

Hinzu kam diese niemals zu sättigende Sehnsucht! Es war immer zu wenig an Zärtlichkeit, Sex, Zuwendung und gemeinsam gelebter Zeit, was für ihn in den Stunden der Zweisamkeit abfiel. Er verbrachte sein Leben in einem Wartesaal. Kate war nicht da, wenn er sie brauchte. Sie verreiste ohne ihn mit einem anderen. Sie verschwand dann für Wochen aus seinem Gesichtskreis und überließ ihn dem aufgeregten und quälenden Schwarm seiner Gedanken.

Obendrein ergaben sich zusätzliche Enttäuschungen immer dann, wenn sie Verabredungen nicht einhalten konnte, sonstwie verhindert war, Zusagen rückgängig machen musste, Angebote machte und sie dann doch nicht erfüllte, ihren Veränderungswillen – als eine Art Köder – signalisierte und dann doch alles beim Alten beließ.

Joachim musste zu all diesen ärgerlichen Wechselfällen den Mund halten. Er durfte sich nicht beschweren oder seinen Unmut äußern, ohne der schreienden Ungerechtigkeit bezichtigt zu werden. Kate hatte nämlich das Gefühl, durch die dem Ehealltag abgerungenen Treffen an der Grenze ihrer Belastungsfähigkeit zu sein. Sie konnte in diesem Zusammenhang nichts weniger gebrauchen als Kritik. Also passte Joachim sich an und kultivierte eine Rücksichtnahme, die seinem emotionalen Haushalt ganz und gar nicht gut tat.

Besonders aber litt er unter den Wechselbädern der Gefühle. Gerade der Mangel an Selbstverständlichkeit, dass sie einander hatten, trieb die beiden auf leidenschaftliche Höhen und stürzte ihn in schreckliche Tiefen. Da gab es totale Innigkeit, erotischen Taumel und jubelnden Überschwang, und dann wiederum ging sie – auf dem Gipfel des Glücks – einfach weg, verschwand für Tage in der Versenkung und ließ ihn fassungslos und allein zurück. Er konnte nicht begreifen, dass das gemeinsam erlebte tiefe Einverständnis für sie keine weit reichenden Konsequenzen hatte. Spätestens am Ende solcher ekstatisch gefeierten Stunden hätte sie doch mit wehenden Fahnen zu ihm überlaufen und sich von ihrem Ehemann trennen müssen. Aber Kate dachte offenbar nicht daran, dies zu tun. Sie hatte sich mit dem Provisorium Geliebter arrangiert.

Es war besonders die Hoffnungslosigkeit in Bezug auf eine mögliche Veränderung ihrer Beziehung, die Joachim an seine Grenzen brachte. Er sah keine Zukunft für sich und Kate. Es gab kein gemeinsames Lebensziel, auf das hin er sich entwerfen konnte. Seine Entfaltungsbedürfnisse wurden chronisch frustriert, fanden keinen Nährboden in einer gemeinsam vorzunehmenden Lebensplanung. Stattdessen hatte er ständig Liebeskummer, jagte durch alle Gefühlsskalen der Eifersucht, wurde ausgelaugt durch sein Bangen und Hoffen, sah sich immer wieder zutiefst enttäuscht zurückbleiben und letztlich an der Nase herumgeführt, weil ihre Liebesschwüre ohne Folgen blieben. Das Quantum an Leid übertraf bei weitem die auch vorhandene Glücksbilanz und erschöpfte und verbitterte ihn immer mehr. Nach etwa sechsjährigem Auf und Ab der Gefühle entschloss er sich zu einer Trennung auf Probe. Sein Durchhaltewahnsinn sollte ein Ende haben. Kate protestierte zwar, hatte aber auch Verständnis für seine Situation. So beschloss man im Einvernehmen, sich nicht mehr zu sehen.

Wir erkennen die Hintergründe für eine Unfähigkeit zur Trennung immer dann besonders deutlich, wenn sich der Partner trennt oder eine Trennung ins Haus steht und so das Gefürchtete, ja Ungeheuerliche Wirklichkeit wird. So auch im vorliegenden Fall des Joachim D.

Das plötzliche Fortsein der Geliebten lässt unseren Protagonisten mit erschreckender Deutlichkeit erleben, dass er ein Mangelwesen ist. Fast schlagartig wird er mit seiner riesigen Bedürftigkeit konfrontiert und spürt schon nach wenigen Tagen der Trennung von Kate quälende Entzugserscheinungen. Seine bisherige Obsession begreift er nun als bodenlos. In ihm ist ein Abgrund, auf dessen Talsohle ein gieriges Monster lauert. Mit Wut, aber auch mit Scham nimmt er wahr, dass er über das eigene Leben nicht frei verfügen kann, dass es ihm nicht gehört, dass er abhängig ist von einer anderen Existenz, dass er seine Geliebte so dringend braucht. Sein Körper muss umarmt, seine Hand gedrückt, sein Mund geküsst, seine Haut gestreichelt, sein Fuß gewärmt werden. Er ist eine leere Batterie ohne den ständigen Zustrom von ihrer liebevollen Zuwendung. Ganz schrecklich vermisst er die Sexualität und die umhüllende Wärme ihrer Leiblichkeit. Im Rückblick auf seine Liebschaft beginnt er nun, die Beziehung zu idealisieren und die erhaltenen Gaben in übertriebener Weise wertzuschätzen. Nun auf einmal war fast alles gut und das Schlimme daran nur halb so schlimm. Sein Dasein mit der Geliebten beschränkte sich zwar auf zwei Termine in der Woche. Aber während ihrer gemeinsamen Stunden, da lebte er, da war er glücklich und vollständig.

Und nun? – nun war alles vorbei.

Nun lag er des Nachts mehrere Stunden wach und konnte nicht mehr einschlafen. Nun musste er fast pausenlos an Kate denken, nun fühlte er sich einsam und verloren, nun konnte er sich nicht mehr konzentrieren, nun war er nur noch in der Lage, sich für einige Minuten zu beruhigen, bevor die Drangsal in seinem Kopf erneut losging; nun tat sein Herz weh und nun weinte er. Joachim musste ständig überlegen, wie es seiner Geliebten mit der Trennung ergehen würde: Ob es ihr Leid tat, ob sie Sehnsucht hatte, ob sie zu ihm zurückwollte, ob sie litt und ob es ihr genauso miserabel erging wie ihm? Joachim sah sie zum Telefon schreiten, ihn anrufen und ein Treffen vorschlagen. Er sah sie und sich beieinandersitzen und das gemeinsame Schicksal tränenreich beklagen.

Bei dem Gedanken an die Endgültigkeit ihres Getrenntseins überfielen ihn ein Vernichtungsgefühl und ein Schwall von Angst. Er hielt diese Einsamkeit nicht aus, erlebte schreckliche Leere und wie der Boden unter seinen Füßen wankte. Da waren ein großes schwarzes Loch und ein schwindelerregender Sog in eben diese Finsternis und am Ende die Gewissheit, diesen Sturz nicht zu überleben. Joachim hatte Todesangst und Panik. Er verspürte rasende Unruhe und den Drang, seine Kate festzuhalten, und plötzlich hing sein Leben davon ab, diese Frau für sich zurückzugewinnen. Er erlebte sich als einen winselnden Wurm, der um Liebe bettelt, als einen Junkie auf Entzug. Diese selbst herbeigeführte Trennung bescherte ihm im Nachhinein ein namenloses Entsetzen. Und die Vorstellung, sie nicht mehr rückgängig machen zu können, bewirkte, dass er wie von Sinnen war. Er hatte Selbstmordfantasien oder sah sich auf der Wachstation einer Nervenklinik toben, streng unter Verschluss. Hin und wieder überfiel ihn eine abgrundtiefe Traurigkeit, aber dieses ruhelose Suchen und kopflose Umherirren stand ganz im Vordergrund.

Mit einem Mal begann er auch, die zurückliegende Beziehung mit Kate neu und anders zu bewerten. Er machte sich Vorwürfe ob der Maßlosigkeit seiner eigenen Wünsche und warum er mit dem Gegebenen damals nicht zufrieden sein konnte. Immerhin hatte ihm Kate doch sehr viel an Zuwendung und Wärme geschenkt. Sie war doch so lieb, ein richtiger Schatz. Sie zu haben – auch unter schwierigen Bedingungen – war doch ein Glücksfall. Und er mit seinen Riesenansprüchen hatte alles verdorben.

Joachim ermahnte sich zu Bescheidenheit und Geduld und ging nach dreiwöchiger Trennung ans Telefon. Er rief seine Kate an und verabredete mit ihr ein Treffen, das tags darauf dann stattfand. Die beiden sahen sich und strahlten sich an. Sie nahmen sich in die Arme, küssten sich wie wild und sprangen ins Bett. In der folgenden Nacht konnte Joachim süß und selig schlafen, denn die zwei waren wieder ein Paar.

Im ersten Augenblick hatte seine Not ein Ende. Es war jedoch abzusehen, dass in nicht allzu langer Zeit das ganze Elend von neuem beginnen würde. Aber Joachim fand sich bereit, diese Strapazen in Kauf zu nehmen, nachdem ihn eine Trennung fast umgebracht hatte.

5. KAPITEL

Strukturelle Defizite

5.1 Einführung in das Thema

Die menschliche Seele – oder anders ausgedrückt – der seelische Apparat des Menschen setzt sich aus einzelnen Teilen zusammen. So wie das Innenleben des Körpers aus einer Anzahl von Organen besteht: Gehirn, Herz, Lunge, Magen, Darm, Nieren, Leber usw. – genauso enthält auch die Psyche eine Vielzahl an seelischen Organen, die wir aber zweckmäßigerweise »Systeme« nennen wollen. Der psychische Apparat des Menschen baut sich also aus Systemen und Subsystemen auf, die untereinander vernetzt sind und in einem Verhältnis von Über- und Unterordnung zueinander stehen.

Im Gegensatz zu den Körperorganen, die das Baby fix und fertig mit auf die Welt bringt, werden die seelischen Systeme erst in den ersten Lebensjahren des Kleinkindes mit Inhalt gefüllt. Grob vereinfacht gesehen können wir das menschliche Gehirn – eine Ansammlung von vielen Milliarden Nervenzellen – mit der so genannten Hardware eines Computers vergleichen, die ausgereiften seelischen Systeme dagegen mit der so genannten Software. Die einzelnen Personen sind deshalb charakterlich so verschieden, weil die im Laufe ihrer Kindheit durch Umwelteindrücke, Schicksalsmomente und Erziehung aufgebaute Software jeweils einzigartig ist, da kein menschlicher Lebenslauf und die individuell gemachten Früherfahrungen einander gleichen oder gar identisch sind.

Die Organe der Seele sind vielfältig und umfassen unter anderem: das Antriebssystem (Triebe, zentrale Strebungen, Tendenzen, Wünsche, den Lebensentwurf), den emotionalen Bereich mit seiner Vielzahl an Gefühlen; die Selbst- und Objektrepräsentanzen; das narzisstische System (Selbstgefühl, Selbstwertgefühl, Eigenmachtgefühl, Identität); das Über-Ich oder Gewissen mit seinen erlernten Ge- und Verboten; den kognitiven Bereich (Wissen, Überzeugungen, Weltorientierung); das Ich-Ideal; Erlebnis- und Verhaltensmuster inklusive Gewohnheiten; eine Vielzahl an Fähigkeiten und Begabungen, wie zum Beispiel Steuerungsfähigkeit, Beziehungs- und Bindungsfähigkeit, aber auch Werkzeugfähigkeiten, die im Beruf und täglichen Leben benötigt werden; und den Erfahrungsschatz.

Die eben aufgezählten Teilstrukturen der Psyche sind aber nicht fein säuberlich getrennt in einzelnen Schubladen untergebracht, sondern miteinander in so genannten Komplexen verschmolzen. Das heißt: Ein Trieb zum Beispiel ist immer auch von Gefühlen ummantelt und den gemachten Erfahrungen zu diesem Triebbereich. Er ist mit Vorstellungen und Kognitionen angereichert, steht mit Momenten des Gewissens in Verbindung, findet seinen Niederschlag im Selbstbild der betreffenden Person, tangiert sein Selbstwertgefühl und aktiviert bestimmte Erlebnis- und Verhaltensmuster.

Nach dieser kurzen theoretischen Einleitung können wir uns auch vorstellen, dass der Aufbau gut funktionierender Software im menschlichen Gehirn störanfällig sein kann, je nachdem, welchen Entwicklungsanreizen oder misslichen Einflüssen ein Baby und Kleinkind ausgesetzt war. Seelische Systeme können infolge eines fehlenden oder falschen Inputs von außen völlig »unbelichtet« bleiben (ausfallen) oder nur sehr ungenügend oder falsch entwickelt und infolgedessen ihrer Blässe wegen sehr störanfällig sein und zusammenbrechen. Der Ausdruck »strukturelle Defizite« – die Überschrift dieses Kapitels – beschreibt also den Tatbestand, dass die Seele eines Menschen inkomplett ist, ihm Teile des psychischen Apparates fehlen oder dass die vorhandenen Strukturen nur sehr schwach ausgebildet sind und deshalb ihren Dienst nur unvollständig erfüllen können oder über weite Strecken ganz versagen.

Diese Einführung in die menschliche Psychopathologie war notwendig, um die Störmuster zu verstehen, die dieses Kapitel beschreiben möchte. Es geht dabei um Personen, die bestimmte strukturelle Defizite aufweisen und deshalb mit dem Leben nicht allein zurechtkommen. Sie versuchen, ihre seelische Beschädigung dadurch einigermaßen zu kompensieren, indem sie sich unter anderem an ihren Partner anklammern. Ihr Liebesobjekt hat in all diesen Fällen die Funktion, dem Protagonisten das Fehlende zu ersetzen, so wie zum Beispiel der Blinde die Augen seiner intimen Bezugsperson benutzt, um sich von ihr bei einem Spaziergang die schöne Landschaft beschreiben zu lassen.

5.2 Typ I: Die Angst vor dem Selbstverlust, zwei Varianten

Es handelt sich bei dieser Störung um Menschen, deren Objekt- und Selbstrepräsentanzen sehr ungenügend ausgebildet und deshalb leicht vom Zerfall bedroht sind (Angstneurotiker). Unter Objektrepräsentanzen verstehen wir die Vorstellungen, die sich ein Mensch von den wichtigen anderen macht. Es sind Bilder und Gedanken, die die Erfahrungen und Erlebnisse beinhalten, die der Protagonist mit eben diesen Menschen gemacht hat, gewissermaßen sein innerseelisches Fotoalbum von eben diesen anderen Personen. Selbstrepräsentanzen dagegen sind die Vorstellungen von der eigenen Person, dem Selbst. Sie beinhalten das Insgesamt aller Bilder und Wissensinhalte, die die eigene Person betreffen. Objekt- und Selbstrepräsentanzen sind durch Beziehungserfahrungen miteinander verknüpft. Wenn ich mir einen wichtigen anderen Menschen vorstelle, dann enthalten meine Vorstellungen von ihm immer auch meine Erfahrungen, die ich in der Beziehung zu ihm gemacht habe. Und gleichzeitig sehe ich mich selber, meine Person, mit ihrem typischen Erleben und Verhalten, wie sie im Zusammensein mit dem anderen agiert.

Mangelhaft ausgebildete Objektrepräsentanzen werden als »Schwäche der Objektkonstanz« bezeichnet, mangelhaft ausgebildete Selbstrepräsentanzen ganz analog als »Schwäche der Selbstkonstanz«. Die betroffenen Menschen haben infolge dieser Schwächen das beklemmende Gefühl, unvollständig zu sein. Für sie hat der Partner »eine wichtige und nicht ersetzbare Funktion zur Aufrechterhaltung des Sicherheitsgefühls« (St. Mentzos, 1982, S. 176), weil das mütterliche Objekt für diesen Personenkreis in erster Linie als Schutz und Sicherheit gebendes Bollwerk gebraucht und erlebt wurde. Befindet sich nun eine solche Person in einer gescheiterten Ehe und erscheint ihr Trennung als ein möglicher Ausweg, so beantwortet sie diese Trennungsfantasie nicht mit einem Verlustschmerz, sondern mit existenzieller Angst, mit Angst vor dem Selbstverlust, mit der Vorstellung, in eine Situation extremer Hilflosigkeit und Unkontrollierbarkeit zu kommen und sich absolut verlassen und verzweifelt zu fühlen, falls sie sich trennen würde. Die Präsenz des Liebesobjekts, beziehungsweise die Gewissheit, dass der wichtige andere jederzeit erreichbar ist, hat die vorhandene Schwäche der Objekt- und Selbstkonstanz bisher kompensiert. In dem Moment, wo eine Trennung droht oder in Erwägung gezogen wird, wird das strukturelle Defizit wirksam und führt zu der Angst vor dem Verlust der psychischen Existenz. Die trennungswillige Person wird also schleunigst einen Rückzieher machen und bei ihrem Partner bleiben. Der andere ist für sie eine Art Basis-Mutterschiff, dessen Fahrtroute sie sich mit ihrem kleinen Boot angeschlossen hat und in dessen Kielwasser sie mitschwimmt.

Wir kennen noch eine zweite Ausgestaltungsform dieser gleichen Pathologie, wobei der strukturell Gestörte in die Position des Starken drängt und sein existenzsicherndes Liebesobjekt klein macht. Zitat: »Es gibt … eine Liebe, die das Objekt vollständig in sich aufnimmt, es quasi verschlingt, um das eigene defizitäre Selbstgefühl durch innere Objektbilder zu ersetzen und lebensfähig zu erhalten. Dabei wird das äußere Objekt kaum noch in seiner Eigenständigkeit wahrgenommen; es verliert seine Bedeutung als autonomes und getrenntes Subjekt. Diese unreife Form der Paarbeziehung muss … zwangsläufig zur Katastrophe führen, wenn durch eine Trennung der Verlassene der inneren stabilisierenden Bilder vollständig beraubt wird. Hier kann die Trennung sehr schnell die Selbstauflösung bis zum Tod durch Selbstmord nach sich ziehen.« (H. Petri, 1991, S. 105–106)

Wir sprechen in diesem Fall von der narzisstischen Besetzung des Partners. Der andere wird zu einem eigenen wichtigen Segment des psychischen Apparates gemacht, der den Bestand des eigenen Selbst garantiert, solange er anwesend ist.

Es gibt eine zweite Gruppe von Menschen, bei denen die Gefahr eines Selbstverlustes droht, wenn sie ihr Liebesobjekt verlassen oder von ihm verlassen werden. Sie weisen nämlich schwere narzisstische Defizite auf, es fehlt ihnen an steuernden und orientierungsgebenden Ich-Instanzen, an Ich-Ideal und Über-Ich-Inhalten, an zentralen Strebungen und einer klaren Identität. In einer Paargemeinschaft muss der Partner diese fehlenden Strukturanteile substituieren, sie borgen sich von ihm Selbstbausteine aus, um sie an den Leerstellen der eigenen Psyche zu deponieren. Das Liebesobjekt gewinnt Hilfs-Ich-Funktion. Solange es im unmittelbaren Umkreis des Protagonisten lebt, ist der Betreffende »angepasst, kontrolliert, hat er Pläne und Zielvorstellungen« (E. Schorsch, N. Becker, 1977, S. 109). Sobald es aber verschwindet oder Trennung droht, gerät die betreffende Person in die Nähe der psychischen Desintegration mit Todesangstanfällen. Um diese Katastrophe zu vermeiden, muss sich der Betreffende den »Luxus einer Trennung« verkneifen. Man kann das Boot, mit dem man den Ozean überquert, nicht einfach verlassen ohne Gefahr für Leib und Leben.

Abschließend ein Beispiel zum Thema »Die Angst vor dem Selbstverlust«.

Als Jenny G. mit 20 Jahren einen 30-jährigen Finanzbeamten heiratete, war sie ein fragil-schlankes Persönchen mit verhauchter Stimme und mädchenhaftscheuer Wesensart. Sie wirkte sozial unauffällig, zeigte wenig Eigeninitiative, arbeitete aber gut und gewissenhaft in ihrem Beruf als Bürokauffrau, wenn man sie in eine Tätigkeit einwies. Sie traute sich allerdings nicht zu, etwas selbstständig zu erledigen wie etwa: bei der Verwaltung anzurufen, Briefe zu schreiben, einen Handwerker zu bestellen oder bei einer Firma wegen einer schlechten Dienstleistung etwas zu reklamieren.

Jenny hielt sich in der Freizeit am liebsten in der ehelichen Wohnung auf. Sie war ein ausgesprochen häuslicher Typ und schätzte eine streng bürgerliche Lebensordnung. Die Welt außerhalb der eigenen vier Wände kam ihr eher bedrohlich vor.

Sätze wie:»Das kann ich nicht, das traue ich mir nicht zu!« gehörten zu ihrem verbalen Standardrepertoire. Sie vermittelte ihren Mitmenschen den Eindruck, zart und zerbrechlich und auf die Hilfe und den Beistand anderer angewiesen zu sein. Ihr unsicher-fragender Blick drückte den Wunsch nach Schonung aus und signalisierte eine freiwillige Unterordnungsbereitschaft.

Infolge einer – wie es schien – existenziellen Verunsicherung wählte sie sich einen gestandenen, finanziell abgesicherten und sehr verlässlichen Mann zum Partner, der dem schwachen kleinen Mädchen sehr gern seine helfende Hand anbot.

Jenny G. idealisierte ihren Ehegatten in seiner Beschützer- und Helferrolle und baute ihn als»meine starke Eiche« systematisch auf.

Unbemerkt kontrollierte sie ihn aber auch. Sie wollte immer genau wissen, wo er sich tagsüber aufhielt, mit wem er zusammen war oder mit wem er gesprochen oder seinen Mittagstisch eingenommen hatte. Ihr Partner musste immer genau die Uhrzeit angeben, zu der er abends, nach getaner Arbeit, die eheliche Wohnung wieder betreten würde. Wenn er auch nur 10–15 Minuten später kam, geriet Jenny in helle Aufregung. Sie gewöhnte ihrem Georg ab, enge Freundschaften zu pflegen oder Männerabende zu besuchen, immer in der Furcht, eine zweite Person könnte sich zwischen sie und den Ehemann drängen und ihre Zweisamkeit stören. Jenny hatte keine »Lust«, irgendwelche Besorgungen oder außerhäusliche Aktivitäten alleine zu machen, sondern vorzugsweise in Gesellschaft ihres Mannes (Kino, Sport, Einkäufe etc.), am allerliebsten händchenhaltend.

Da zu den erwünschten Konstanten ihres Lebens eine enge und konfliktfreie Beziehung zu ihrem Ehemann gehörte, unterließ sie alles, was nach Kritik, Protest oder gar Aggression aussehen konnte. Sie durfte nichts unternehmen, was die Anklammerung an ihre Beschützerfigur gefährdete. Wurde aber Georg seinerseits ungehalten oder wütend, reagierte er beleidigt oder entfernte er sich wegen schlechter Laune von ihr oder drohte gar mit Trennung, dann verlor sie ihr »sicherheitsgewährendes Objekt« und bekam Herzrasen, Schweißausbrüche und die panische Angst, in Ohnmacht zu fallen oder einen Herzinfarkt zu bekommen.

Hinter der Angst um ihre physische Existenz verbarg sich eine Art Todesangst und hinter dieser Angst – für Jenny nicht erlebbar – die Furcht vor dem Verlust der psychischen Existenz in Form von Trennungsangst, Hilflosigkeit und Verlassenheitspanik.

Es gibt Menschen, für die bedeutet Sicherheit, d. h. verlässliche Präsenz und liebevolle Zugewandtheit, einfach alles. Diese Sicherheit ist für sie eine existenziell notwendige Voraussetzung für ein halbwegs gelingendes Leben, gewissermaßen die Basis, auf der alle anderen möglichen Annehmlichkeiten und Freuden des Daseins erst aufgebaut werden können.

Jenny hatte sich einen zwanghaft-pedantischen, emotional staubtrockenen Bürokraten zu ihrem Lebenspartner erwählt in der Hoffnung, von diesem Menschen verlässlich beschützt zu werden. Rein äußerlich gesehen traf diese Erwartung auch zu. Der Rahmen ihrer Paargemeinschaft blieb stabil und dem Sakrament der Ehe verpflichtet.

Aber hinter der Maske des Biedermanns verbarg sich ein leicht sadistischer Georg, der sein liebes kleines Frauchen mit Andeutungen des Fortgehens quälte und der sie am ausgestreckten Arm emotional verhungern ließ.

Die Beziehung wurde im Laufe der Jahre immer schlechter. Gerechterweise muss man erwähnen, auch wegen Jennys Ansprüchen, deren

Sicherheitsbedürfnisse für Georg mit der Zeit eine klare Überforderung darstellten.

Jenny musste ihre eigenen Ausbruchstendenzen radikal abwehren und verdrängen (aus Verlustangst) und entwickelte zu guter Letzt eine Angstneurose, die ihr ein Verlassen des Hauses streckenweise unmöglich machte. Je enttäuschter und deshalb liebloser Georg nun zu ihr war, desto stärker klammerte sie.

Ihre Unfähigkeit zur Trennung resultierte aus ihrer Angst vor dem Selbstverlust. Letzterer war offensichtlich bedrohlicher als die Vorstellung, auch weiterhin eine zutiefst unbefriedigende Ehe zu führen.

5.3 Typ II: Der psycho-affektive Entwicklungsrückstand

Auch hier finden wir wieder ein ähnliches Bild: Es geht darum, dass ein Mensch aufgrund seiner unzureichenden oder falschen Sozialisation bestimmte seelische Strukturen nicht entwickeln konnte, die zu seinem Funktionieren in Selbstständigkeit nötig wären. Aber im Gegensatz zu den zuvor geschilderten Störungsmustern haben wir es hier nicht mit der »Angst vor dem Selbstverlust« zu tun, sondern mit der »Furcht, den Anforderungen des Erwachsenenlebens nicht gewachsen zu sein« (D. Stiemerling, 1995, S. 71), weil der Betreffende bestimmte notwendige Basisfähigkeiten nicht erwerben konnte. Ihm fehlt die innere steuernde Instanz, das heißt »die verinnerlichte ausreichend gute Mutter«, mit der sich das Kind identifiziert und deren Fähigkeiten es durch emotionale Austauschprozesse und Nachahmung in die eigene Seele hineingenommen hat.

»Jeder Mensch wird im Laufe seiner Kindheit und Jugend vor die Entwicklungsaufgabe gestellt, eine kleine eigenständige Persönlichkeit zu werden: mit eigenen Wert- und Zielvorstellungen, einem Bild von der eigenen Person, das seine Identität begründet, mit einem angemessenen Rüstzeug zur praktischen Lebensbewältigung und Realitätskontrolle. Erwachsenenreife schließt die Bereitschaft und Fähigkeit ein, Verantwortung zu übernehmen und zu den Ereignissen der umgebenden Welt eine Meinung zu haben. Der Erwachsene hat sich in der Regel von den primären Objekten der Kindheit, den Eltern, gelöst, ist eine eigene Partnerschaft eingegangen und hat einen Beruf erlernt oder übt eine Tätigkeit aus, mit der er seinen Lebensunterhalt bestreiten kann. Leider ist es eine häufig zu beobachtende Tatsache, dass dieser Prozess der Selbstwerdung misslingen, das heißt die »psychische Geburt des Menschen unvollständig ausfallen kann«. (D. Stiemerling, 1995, S. 71) Glucken-Mütter, die ihr Kind verwöhnen, es klein und hilflos halten, ihm alles abnehmen und sein Bedürfnis nach Expansion abdrosseln, schaffen typische Sozialisationsbedingungen für eine mangelhafte Selbstwerdung. »Das Kind wird daran gehindert, notwendige Basiskompetenzen zu erwerben und Selbstbehauptung und Selbstdurchsetzung zu erlernen. Es kann wenige soziale Fähigkeiten üben, wird mit seiner eigenen Antriebswelt nicht vertraut und erwirbt kaum Menschenkenntnis, da seine sozialen Berührungsflächen mit Gleichaltrigen eingeschränkt werden. Die Glucken-Mutter, die ihr Kind als Partnerersatz emotional ausbeutet und missbraucht, unternimmt alles, um das Kind an sich zu binden. Sie lässt Aggressionen als Mittel der Distanzierung und späteren Ablösung bei ihrem Kind nicht zu. Sie verpflichtet ihr Kind zu ewiger Liebe und baut bei ihm stets abrufbereite und sehr massive Schuldgefühle auf, sollte es sich jemals von ihr entfernen.« (D. Stiemerling, 1995, S. 71–72)

Im Kontrast zu der eben beschriebenen Glucken-Mutter steht die Lebensausgangssituation des mangelnden Geliebtwerdens. Das Ungeliebte, wenig akzeptierte, emotional karg gehaltene Kind erlebt den Mangel an liebender Zuwendung als eigenes Versagen. Es hat den Eindruck, selber nicht liebenswert zu sein und deshalb eigentlich kein Lebensrecht zu besitzen. Es muss sich seine Existenzberechtigung erst verdienen, indem es sich für andere aufopfert und sich deren Erwartungen und Wünschen unterwirft.

So verschieden diese beiden eben vorgestellten Sozialisationstypen auch sind, ihre Entwicklung führt zu ähnlichen Konsequenzen: Sie dürfen selber nicht Subjekt sein.

»Der seelische Status quo eines mangelhaft individuierten erwachsenen Menschen kann wie folgt beschrieben werden: Er ist angewiesen auf ein Liebesobjekt und lebt betont die Seite von Nähe, Hingabe und Abhängigkeit. Da die Ich-Werdung als ein Affront gegen das Liebesobjekt gilt, beschwören alle Situationen, die Selbstständigkeit verlangen, die Gefahr der Trennung herauf und mobilisieren massive Verlustangst. Die Person lebt durch die Bestätigung, die sie von anderen erhält, sie ist echohaft auf den Partner bezogen, identifiziert sich mit ihm, gibt sich partiell oder ganz selbst auf, unterdrückt eigene Wünsche, ist unselbstständig, überangepasst, aggressionsgehemmt und erlebt im Gebraucht-werden durch den anderen ihre eigene Lebensberechtigung. Sie neigt dazu, sich zu überfordern bzw. überfordern zu lassen. Sie kann nicht Nein sagen und lässt sich in ihrem Verhalten von den vermeintlichen Erwartungen der anderen lenken. Sie hat Angst, den Partner zu verlieren, wenn sie ihm etwas verweigert. Sie zeigt die berühmte Opferhaltung und findet die Ansprüche der anderen als ganz in Ordnung.« (D. Stiemerling, 1995, S. 72, nach F. Riemann, 1961)

Der Aufbau eines eigenen, Sicherheit gebenden inneren Kompasses beim Kind wird unter anderem erschwert bzw. verhindert:

- wenn die Mutter sich ängstlich–anklammernd verhält und das Kind nicht loslässt;
- wenn das Kind die Furcht erwirbt, es könne ihm was Schlimmes zustoßen, wenn es das Haus verlässt;
- wenn die Eltern Angst haben, dass ihrem Kind außerhalb des Hauses etwas Schlimmes passieren könnte, weil sie die Realität da draußen als sehr gefährlich einschätzen;
- wenn das Kind Angst hat, Vater oder Mutter zu verlieren, zum Beispiel durch offen ausgetragenen Elternstreit und die Androhung von Mutter oder Vater, die Familie zu verlassen (in abgeänderter Form zitiert nach Bowlby, 1973, S. 245–257).

»Bestimmte Mütter können expansive Impulse des Kindes als Drohung erleben, weil sie Angst haben, das Kind könne ihnen fortlaufen, sie allein lassen oder dem Kind könnte etwas zustoßen.« (K. König, 1981, S. 24–25) Sie warnen das Kind deshalb vor allerlei Gefahren, »dem Kind wird nicht zugetraut, dass es selbstständige Verrichtungen leistet; die Mutter nimmt ihm Dinge aus der Hand, weil das Kind es angeblich nicht gut genug macht«. (K. König, 1981, S. 25)

Der spätere Erwachsene hat, wie schon gesagt, Angst, den Anforderungen und Wechselfällen des täglichen Lebens nicht gewachsen zu sein. Ihm fehlen Selbstmächtigkeit und die Fähigkeit zur Selbstbehauptung. Er sieht sich außer Stande, Verantwortung zu übernehmen, fühlt sich oft schwach und hilflos und hat neurotische Ängste vor der Außenwelt und dem Leben jenseits der gesicherten eigenen vier Wände. So wie er sich als Kind und Jugendlicher allein, das heißt ohne seine Mutter, nicht lebensfähig dünkte, so braucht er jetzt – infolge seiner mangelnden Erwachsenenreife – den eigenen Partner als Hilfs-Ich, um im Schatten einer »mächtigen Existenz« das tägliche Dasein zu meistern. Menschen mit der eben geschilderten Verfassung entwickeln wenig Eigeninitiative, sie suchen sich oft einen Partner, der »ranghöher, stärker und älter ist« (K. König, 1981, S. 37) als sie und der häufig genau dasselbe macht wie einstmals ihre Mütter: Er setzt sie herab, traut ihnen nichts zu und kritisiert sie (in abgeänderter Form zitiert nach K. König, 1981, S. 44). Der Angstneurotiker braucht den Steuermann an seiner Seite, weil er kein eigenes Steuer hat und außerdem nicht weiß, wohin die Fahrt gehen soll. Wenn er sich in seiner Ehe todunglücklich fühlt und ausbrechen möchte, dann gemahnt ihn seine allgemeine Lebensangst zum Stillhalten. Man kann den Ast, auf dem man sitzt, nicht absägen. So gerne er auch würde, er traut sich nicht, das Wagnis der eigenen Autonomie zu versuchen. Notgedrungenermaßen bleibt er da, wo er ist: in seiner Depressionshöhle.

Abschließend ein Beispiel für einen nichtgelösten Abhängigkeits-Autonomiekonflikt in Verbindung mit einem psycho-affektiven Entwicklungsrückstand:

Frau Martha W. lebt in ärmlichen Verhältnissen. Die 30-Jährige empfängt Sozialhilfe, verdient sich nebenbei durch Putzen ein bescheidenes Zubrot. Martha W. fällt durch ihre Körperfülle (130 kg) und durch die Vernachlässigung ihrer äußeren Erscheinung unangenehm auf. Ihr Körpergeruch ist deutlich wahrnehmbar. Sie wohnt mit ihrem 9-jährigen Sohn in einer bescheidenen Eineinhalb-Zimmer-Wohnung. Der Kindsvater, ein chronischer Alkoholiker, ist seit sechs Jahren von Frau W. geschieden und hat seit langem jeglichen Verkehr mit der kleinen Familie abgebrochen.

Martha W. lebt mit ihrem ebenfalls fettleibigen Sohn Martin in einer Art Isolierkontakt. Ihr Kind ist ihr Lebensinhalt, Partnerersatz und einziger Ansprechpartner. Demzufolge konzentriert sich ihre ganze Aufmerksamkeit und gluckenhafte Liebe auf ihren »Augenstern«. Martin wurde und wird maßlos verwöhnt, wobei Fressorgien und das gegenseitige Füttern eine herausragende Rolle spielen. Martin erfuhr aber nicht nur eine ungesunde Bemutterung. Frau W. war auch bemüht, ihrem Sohn möglichst viel abzunehmen. So blieb er recht ungeschickt, konnte bestimmte Basiskompetenzen nicht ausbilden und entwickelte im Laufe der Zeit eine Bequemlichkeitshaltung.

Mutters Harmoniebedürfnis führte dazu, dass die natürlichen Aggressionen des Kindes unterdrückt wurden. Martin lernte keine Selbstbehauptung. Im Kreise der Gleichaltrigen konnte er sich nicht durchsetzen, er wurde seiner Dickleibigkeit wegen viel gehänselt und geriet auf diese Weise in eine Außenseiterposition.

Frau W. drosselte auch schon in frühen Jahren die normalen expansiven Impulse ihres Sohnes, weil sie Angst hatte, dass er sich ihrem Einflussbereich entziehen könnte. Als Folge davon wurde er zum Stubenhocker. Er entwickelte eine Furcht vor der Außenwelt. Bei »Muttern« zu Hause war es schön, draußen dagegen schrecklich. Größer geworden, fand Martin nach Abschluss der Hauptschule keine Lehrstelle bzw. Arbeit als ungelernte Arbeitskraft.

Martha W. hatte inzwischen eine Halbtagsstelle in einem Krankenhaus angenommen. Ihr Sohn gewöhnte es sich an, sie zu begleiten, und avancierte allmählich zu einer bezahlten männlichen Putzkraft.

Mit 55 Jahren starb Frau W. an den Folgen ihrer chronischen Zuckerkrankheit. Ihr 30-jähriger Sohn – der zu diesem Zeitpunkt immer noch im mütterlichen Haushalt lebte – erlitt einen »Nervenzusammenbruch« und wurde in eine Klinik eingewiesen.

Als er nach achtwöchigem Aufenthalt das Krankenhaus wieder verlassen sollte – sich seinerseits dem Leben da draußen nicht gewachsen fühlte –, beging er einen Selbstmordversuch. Es folgten wieder Wochen der nervenärztlichen Betreuung, in deren Verlauf sich der junge Mann mit einer acht Jahre älteren Putzfrau, ebenfalls eine »Dickmadame«, anfreundete. Die beiden wurden ein Paar und heirateten. Martin W. konnte ohne ein zwischenzeitliches Single-Dasein übergangslos in einen zweiten Nähe-Clinch mit einer Ersatzmutterfigur eintreten.

Es ist abzusehen, dass sich Martin nie von seiner Frau trennen wird, nicht trennen kann, und wäre die Ehe noch so schlecht, weil er nie eine gesunde Selbstständigkeit erlernen durfte und im Gefühlsbereich ein Kind geblieben ist, das die »Mami« braucht.

5.4 Typ III: Die große Verletzbarkeit

Menschen wissen oder ahnen in der Regel, dass eine Trennung vom eigenen Lebens- oder Ehepartner zu der stressigsten Lebenszeit gehört, die eine Person überhaupt durchmachen kann.

Persönliche Kindheitserfahrungen mit der getrennten Elternehe lassen den bereits Vorgeschädigten befürchten, welche Unheilswolken, Widerwärtigkeiten und Schreckensmomente auf ihn in einer gleichen Situation zukommen könnten. Fast jeder kennt düstere Beschreibungen in der Presse, kennt Rundfunk- und Fernsehberichte und Kinofilme über das Thema »Rosenkrieg und Scheidung«. Was er da las, hörte und sah, hat ihn sensibilisiert und auf das bevorstehende Drama aufmerksam gemacht. In Selbstauskünften von betroffenen Trennungsopfern werden ihm Sätze nahe gebracht wie:

- Ich fühlte mich so hilflos, mich überkam das Gefühl absoluter Ohnmacht.
- Ich habe fast durchgedreht vor Hass und Verzweiflung.
- Manchmal dachte ich sogar an Selbstmord.
- Mein Selbstbewusstsein sank auf den absoluten Nullpunkt.
- Ich fiel in ein tiefes schwarzes Loch, wurde depressiv und lief wie ein Jammerlappen durch die Gegend.
- Mein Herz raste, ich kriegte Atemnot und Schweißausbrüche; dauernd war mir schwindelig, nachts konnte ich nicht mehr schlafen, und ich dachte: Das überstehst du nicht.
- Ich fühlte mich so verletzt, gedemütigt und zurückgestoßen.
- Meine Gefühle liefen Amok, ich kriegte Panik; Wut, Enttäuschung und Trauer verknäulten sich zu einem schrecklichen Gefühlsbrei.
- Ich fühlte mich plötzlich total einsam und verlassen, wie ein kleines Küken, das seine Mutter verloren hat.
- Was da auf mich zukam, überstieg meine Kräfte. Ich wollte mich nur noch in irgendein Mauseloch verkriechen.
- Ich dachte, um Gottes willen, hättest du dich bloß nicht getrennt und den Stein ins Rollen gebracht; das ist ja tausendmal schlimmer, als du vorher gedacht hattest.

Der Beispiele genug! Es geht in diesem Abschnitt auch nicht darum, die Schrecknisse einer Trennung aufzuzählen, sondern darum, dass Menschen mit einem strukturell ungefestigten Selbst – also einer hohen Verletzbarkeit – mit eben diesen Stresssituationen nur sehr schwer fertig werden können.

Ein fragiles Ich oder Selbst ist wie ein wackeliges Haus auf losem Untergrund mit einem viel zu schwachen Stützgerüst und einer durchlöcherten Außenhaut. Wenn Sturm aufkommt, besteht die Gefahr, dass es zusammenbricht. Eine stark ausgeprägte seelische Verletzbarkeit (kleine Probleme, Missverständnisse oder Konflikte regen den Betreffenden total auf, verursachen einen großen seelischen Aufruhr, erschüttern sein emotionales Gleichgewicht und lösen starke Ängste aus) weist auf ein hohes Gefährdungspotenzial und Verletzungsrisiko bei dem betroffenen Menschen hin und gemahnt ihn zur Vorsicht.

Personen mit dieser besonderen Schwäche wissen meist um ihre Gefährdung. Wenn sie unter einer besonders ausgeprägten Verletzbarkeit leiden, gehen sie in der Regel erst gar keine verbindliche Paarbeziehung ein. Diejenigen, die es dennoch tun, gehören zu der Gruppe der Minderbeeinträchtigten. Sie sind dann gerade so stabil, dass sie in einer konfliktarmen Ehe leben können und kleine alltägliche Schwierigkeiten mit dem Partner aushalten und bewältigen.

Wenn sie sich aber einer Situation (Trennung) aussetzen, die schon so manchen Otto Normalverbraucher aus den Angeln hebt, dann geraten sie in eine große Gefahr, nämlich der Möglichkeit eines seelischen Zusammenbruchs. Deshalb nehmen derart gefährdete Menschen das »Unglück der Langeweile und der Nichtbefriedigung wichtiger Bedürfnisse« in einer eher unglücklichen Ehe auf sich, weil es für sie das kleinere Übel darstellt.

Die meisten von ihnen finden in einer an Erregungsmomenten und Höhepunkten absolut armen Paargemeinschaft eine gewisse Stabilität, die ihr seelisches Überleben sichert. Eben weil nichts passiert und das tägliche Dasein wie ein grauer Fluss träge dahinfließt, es wenig Konflikte, wenig Streit und wenig Kommunikation gibt, wird das fragile Gerüst des eigenen Selbst auf keine Belastungsprobe gestellt und bleibt auf diese Weise einigermaßen intakt. Den Partner verlassen würde sie unter Umständen in die Nervenklinik bringen. Da bleiben sie lieber in ihrer öden Ehe.

Abschließend ein Beispiel zum Thema: Die große Verletzbarkeit
Die 40-jährige Miriam W., verheiratet und Mutter von zwei Kindern, wirkt körperlich stabil und standfest. Ihre kräftige Statur unterstützt den Eindruck, dass wir es hier mit einer Frau zu tun haben, die den Anforderungen und Anfechtungen des Lebenskampfes gut gewachsen ist. Aber der Anschein trügt. Miriam besitzt ein sehr fein gesponnenes, aber auch sehr störbares Nervenkostüm, das bereits auf alltägliche Vorfälle

mit einem Erregungsschub antwortet. Sie flattert dann am ganzen Körper, ihr Herzschlag beschleunigt sich, das negative Ereignis ergreift Besitz von ihr, sie muss es mit ihren Gedanken und Befürchtungen umkreisen. Miriams Gefühle finden schwer zurück auf den normalen Level.

Wie schon gesagt: Es sind oft schon kleine Vorkommnisse, die sie aus der Bahn werfen, wie zum Beispiel:

- die kritische Bemerkung einer Freundin;
- ein drohendes Zuspätkommen im Theater oder Kino;
- ein Bußgeldbescheid wegen Falschparkens;
- ein schönes Weinglas, das ihretwegen zu Bruch geht;
- ein Zweitschlüssel, der nicht auffindbar ist.

Das tägliche Leben hält für Miriam ständig solche kleinen Katastrophen bereit, und sie muss viel Energie und Kraft aufwenden, um ihren Kopf einigermaßen über Wasser zu halten. Für sie ist ein geregeltes Leben ohne unvorhersehbare Wechselfälle das optimale Milieu, um nicht innerlich aus dem Takt zu geraten. Miriam gehört zu jenem Personenkreis, der an einem »strukturell ungefestigten Selbst« leidet und der deshalb den Reizen der Umwelt keine normal ausgeprägte Frustrationstoleranz entgegensetzen kann. Ich möchte ihren psychischen Status mit einem Mobile aus Federn vergleichen. Schon ein leichter Luftzug bringt dieses fragile Gebilde in heftige Bewegungen.

Als Miriam 11 Jahre alt war, erlebte sie, wie sich ihre Mutter ohne erkennbare Vorwarnung von ihrem Mann, Herrn Z., trennte. Für Miriam war das ein Schock, zumal auch ihr Vater scheinbar aus allen Wolken fiel. Sie hatte ihren »Papi« besonders lieb, galt als Vaterkind und litt seine Trennungsqualen intensiv mit. Herr Z., der in regelmäßigen Abständen immer mal wieder arbeitslos war, hatte ein besonders enges Verhältnis zu seiner Tochter, ersetzte streckenweise die Mutter, behütete, versorgte und verwöhnte sein »Goldstück«. Frau Z. war die stärkere und lebenstüchtigere von beiden Eheleuten. Sie ernährte in erster Linie die Familie und gab auch ihrem Mann Halt und Stütze. Ihr Verlust traf Herrn Z. ins Mark. Er verfiel in eine weinerliche Klagsamkeit und bettelte seine Frau, doch zu bleiben. Dabei verlor er an Würde und beschleunigte ungewollt deren Auszug. Auf dem Höhepunkt depressiver Verlassenheitsgefühle machte er einen Selbstmordversuch und lag anschließend mehrere Wochen im Krankenhaus. Während dieser Zeit bangte Miriam um das Leben ihres Vaters und wurde von traumatisch wirkenden Ängsten überflutet.

30 Jahre später wiederholte sich in abgemilderter Form das Trauma ihrer Kindheit, als nämlich die Ehe ihrer engsten und besten Freundin in die Brüche ging. Miriam wurde Zeuge, wie schrecklich ihre Freundin leiden musste, wie sie psychisch erkrankte und den »größten Schock ihres Lebens« nur mit Mühe überstehen konnte. Während vieler Monate war sie, Miriam, Mitleidende und Therapeutin für diese kranke Frau und war am Ende selbst so ausgepumpt und psychisch so fertig, dass sie eine Kur machen musste.

Das Schicksal hatte Miriam zweimal mit aller Schärfe und Deutlichkeit vor Augen geführt, dass die Auflösung einer Ehe mindestens einen Partner fast um das Leben und den Verstand bringen konnte.

Sie selber lebte schon seit Jahren in einer Zweierbeziehung, die nur noch auf dem Papier stand und den Namen Ehe nicht mehr verdiente. Die unempathische Art ihres Gatten hatte sie in die innere Emigration getrieben. Sie verweigerte sich ihm emotional und sexuell mit der Konsequenz, dass auch er sich distanzierte und die Freuden des Lebens außerhalb der ehelichen Wohnung suchte. Trotzdem dachte Miriam nicht an Trennung. Sie erriet ganz richtig, dass sie selbst das Drama einer Scheidung auf Grund ihrer fragilen Psyche nicht heil überstehen würde. Also blieb sie und nahm die Frustration anderer, elementarer Bedürfnisse in Kauf.

Die eben dargestellten drei Persönlichkeitsstrukturen ähneln einander, verdienen aber trotzdem, einzeln gewürdigt zu werden. Sie sind durch eine Trennung vom Partner einem unterschiedlichen Bedrohungspotenzial ausgesetzt, das sich wie folgt beschreiben lässt:

Typ I: Gefahr des Verlusts der seelischen Existenz (Todesangst);

Typ II: Gefährdung des praktischen Lebensvollzuges durch Wegfall des Hilfs-Ichs, welches in erster Linie Steuerung und Sicherheit bietet;

Typ III: Gefahr des seelischen Zusammenbruchs.

6. Kapitel

Die Schuldgefühlsbindung

Wie wir bereits im Kapitel über die Trennungskonflikte und das depressive Anklammerungsbedürfnis gesehen haben, können bei der Separation und zunehmenden Abnabelung des Kindes von seinem primären Liebesobjekt Schuldgefühle auftreten, weil die betreffenden Mütter (Väter) das kleine Kind in seiner abhängigen Position festhalten wollen und seine Trennungsbestrebungen mit Bösesein gleichsetzen. Der Begriff Sünde kommt von Sonderung und meint ursprünglich die »Entfernung von Gott«. Auch das Wegstreben vom lieben Mütterlein kann mit dem Sündenbegriff belegt und als zutiefst »schlecht« hingestellt werden. Die Begründung der betreffenden Pflegepersonen für das Festhalten des Kindes in der abhängigen Position fallen unterschiedlich aus und umfassen drei Motive: Wiedergutmachung, Angst und Besorgnis, Nötighaben und Brauchen des Kindes.

Im Falle der Wiedergutmachung haben Mütter die Überzeugung, dass ihnen die Geburt oder/und die Aufzucht des Kindes erhebliche Opfer abverlangt oder Leid zugefügt haben. Das Kind war zum Beispiel nicht erwünscht und zerstörte durch seine Existenz die Karrierepläne der Mutter. Es ist zum Beispiel unehelich geboren und verhinderte, dass die Mutter von ihrem Traumprinzen gefreit wurde und dass sie obendrein einen ungeliebten Mann heiratete, nur um ihrem Sohn/ihrer Tochter einen Vater zu geben. Manche Mütter leiden seit der Schwangerschaft oder Geburt an einer bis dato nicht vorhandenen Krankheit oder einem Gebrechen, die sie nun zeitlebens daran gemahnen, welchen Schaden ihnen dieses Menschlein verursacht hat (Gebärmutterentfernung, Kaiserschnittprobleme, Skoliose, Depression usw.).

Andere wiederum empfinden die Fürsorge für ein kleines Wesen und seine 24-Stunden-Betreuung, das Wachen am Bettchen des kranken Babys als eine Zumutung sondergleichen. Sie fühlen sich in ihrem Ego-Trip zutiefst beeinträchtigt und meinen – wie alle Mütter (Väter) dieses Schlages –, dass ihnen das Kind nun besondere Anhänglichkeit und Dankbarkeit für all ihre Mühen und Schmerzen schuldet und nicht von ihrer Seite weichen darf. Es wird in die Pflicht genommen und hat bei seiner Mutter und für seine Mutter da zu sein. Selbstredend werden dem Kleinen bei jeder passenden Gelegenheit die Plackereien und Beschwerden der Mutter (Vater) strafend vor Augen gehalten. Sätze wie z. B. die folgenden sind an der Tagesordnung:

»Wenn du nicht gewesen wärst, hätte ich mein Studium nicht abgebrochen und wäre jetzt Architektin. Deinetwegen komme ich jetzt gesundheitlich nicht mehr auf die Beine. Nach deiner Geburt lag ich wochenlang todkrank im Krankenhaus. Weil du auf der Welt warst, hat mich mein späterer Freund nicht geheiratet. Deinetwegen habe ich auf so vieles im Leben verzichten müssen.«

Es gibt zweitens Mütter mit einer besonderen »primären Ängstlichkeit und Besorgnis«. Sie sind von Natur aus unsicher und voller Ängste. Für sie steckt die sie umgebende Welt voller Gefahren und bedrohlicher Situationen. Gar nicht auszudenken, was einem kleinen hilflosen Kind so alles passieren kann. Sie sind extrem um die Gesundheit ihres Sohnes/ihrer Tochter besorgt und reagieren auf jeden Schnupfen des Kindes, auf Durchfall, Erbrechen oder einen Fieberschub mit Panik. Immer befürchten sie gleich das Schlimmste und rennen mit dem Kind sofort zum Arzt.

Nicht minder groß und deshalb gefürchtet sind die vielen Verletzungsmöglichkeiten, die das Kind in der Wohnung und auf dem Spielplatz erwarten. Diese Mütter müssen ihr Kind ständig im Auge behalten, jedes seiner Schritte kontrollieren, überbehüten, um alle möglichen Gefahrenmomente auszuschließen. Eine Trennung von ihrem Kind für Stunden oder einen Tag können sie kaum ertragen, weil dann ihre Vorstellungskraft die schlimmsten Unfälle an die Wand malt. Die einzige Möglichkeit, ihr extremes Sicherheitsstreben zu befriedigen, besteht darin, das Kind ganz eng an sich zu binden und ihm das Bewusstsein einzuhämmern, dass es sich nicht von Mami entfernen darf. Auch der kindliche Drang nach selbstständigem Tun (»selber machen!«) löst diverse Ängste bei der Mutter aus und veranlasst sie, Sohn oder Tochter, wo immer möglich, zu bremsen, denn: »Messer, Gabel, Schere, Licht sind für kleine Kinder nicht!«

Wir kommen zu dem angekündigten dritten Motiv:

Manche primären Bezugspersonen benötigen das Kind, um vorrangig eigene Bedürfnisse zu befriedigen, weil der Partner oder andere wichtige Personen als seelische Nahrungsquelle nicht zur Verfügung stehen. Mütter (Väter) missbrauchen das Kind für eigene Zwecke, ohne dass ihnen dieses Verhalten immer bewusst sein muss. Sie leben mit Hilfe von Sohn oder Tochter ihre Nähe-, Zärtlichkeits- und Kontaktwünsche aus, erschaffen sich innige Verbundenheit und Harmonie, befriedigen ihr Überlegenheitsbedürfnis, bilden sich einen Gesprächspartner, kleinen Kavalier und allzeit verfügbaren dienstbaren Geist heran oder geben durch die Existenz des Kindes ihrem Leben einen Sinn.

Der Missbrauch des eigenen Kindes funktioniert aber nur so lange, wie das Kind mitspielt, nicht eigene Wege gehen will, nicht selbstständig wird und sich nicht von der Mutter entfernt. Deshalb müssen sie notgedrungen die Trennungsbemühungen des Kindes unter Strafe stellen, das heißt als »Sünde« brandmarken und auf diese Weise massive Schuldgefühle züchten.

Eine sehr wirksame Methode, das Kind am Gängelband zu halten, ist die Drohung mit Traurigwerden, Krankheit oder Tod. Die Mutter bekommt große traurige »Dackelaugen« oder fängt an zu weinen, sie fasst sich mit theatralischer Geste ans Herz oder spricht direkt aus, dass das unbotmäßige Verhalten des Kindes sie krank macht. In seltenen Fällen drohen Mütter (Väter) sogar an, für immer fortzugehen oder sich das Leben zu nehmen, und das Ganze unter dem Motto: »Dann bist du daran schuld!«

Es gibt auch diejenigen Fälle, wo der weibliche Elternteil in den süßesten Worten die Unvergleichlichkeit, Tiefe und Einmaligkeit von Mutterliebe beschwört und sie als das kostbarste Gut für das Kind darstellt.

»So sehr wie deine Mutter dich liebt, wird dich nie mehr ein Mensch auf der ganzen Welt lieben. Die anderen wollen dich doch nur ausnutzen.«

Die späteren Erwachsenen – mit der eben geschilderten Vorgeschichte – tragen eine tief verwurzelte Trennungsschuld in sich. Wenn sie sich an ihre Kindheit erinnern, fallen Sätze wie:

»Ich durfte Mami nie alleine lassen.

Ich konnte nur lachen und fröhlich sein, wenn es auch meiner Mutter gut ging.

Ich konnte Mami nicht leiden sehen, aber ich konnte sie trösten. Meine Mami hatte ja nur mich.«

Wie mehrfach schon betont, wird die in frühen Kinderjahren verinnerlichte Trennungsschuld auf den späteren Lebenspartner übertragen, als habe er die gleiche Funktion und Stellung wie einstmals die eigene Mutter (Vater). Kommt es bei diesem Personenkreis zu Wünschen oder gar Versuchen, den Ehemann/die Ehefrau zu verlassen, so treten sofort massive Schuldgefühle auf.

»Dann wird etwas Furchtbares passieren«, denkt der eine. »Dann nimmt sich mein Mann/meine Frau das Leben!«, befürchtet der andere.

»Ich glaube, sie/er wird krank oder sogar verrückt und läuft Amok!«

Bei dem hier vorgestellten Personenkreis ist es zu einer unfreiwilligen Schuldgefühlsbindung an den Ehepartner gekommen. Eine Trennung von ihm kann deshalb nicht vollzogen werden, weil diese als »Verbrechen« erlebt wird und nicht aushaltbare Schuldgefühle hinterlassen würde.

Abschließend ein Fallbeispiel zum Thema: Schuldgefühlsbindung

Regina D. hatte eine intensive, aber unglückliche Affäre mit einem wesentlich jüngeren Mann. Als sich die Beziehung der beiden schon ihrem Ende zuneigte, kam es zu einer Begegnung, in deren Verlauf der Freund von Regina D. tätlich wurde und seine Freundin gegen ihren Willen zum Geschlechtsverkehr zwang. Sie ihrerseits hatte zwar unmissverständlich »Nein« gesagt, aber sich nicht energisch genug gegen die Verführungsaktivitäten des Mannes gewehrt. Sie wurde schwanger und dachte als gläubige Katholikin nicht daran, das Kind abzutreiben. Auf Grund der veränderten Sachlage beschlossen die Eltern, zusammenzubleiben und ein Paar zu werden. Sie suchten sich kurz vor der Geburt des Kindes eine Wohnung. Die Entbindung von Berry D. gestaltete sich äußerst kompliziert und gefahrenreich, die Kindsmutter musste mehrfach operiert werden und behielt angeblich bleibende Schäden zurück.

Der Kindsvater fühlte sich schon bald seiner neuen Verantwortungslast nicht gewachsen. Das Säuglingsgeschrei und die Übermüdung infolge eines häufig gestörten Nachtschlafes, die Nörgeleien seiner überforderten und immer noch sehr schwachen Frau und nicht zuletzt der Aufmerksamkeits- und Zuwendungsentzug durch die Kindsmutter stressten ihn so, dass er das Weite suchte, d. h. sich von der kleinen Familie für immer verabschiedete.

Regina D. stand ihrem Sohn gefühlsmäßig sehr zwiespältig gegenüber. Irgendwie mochte sie ihn schon. Aber auf der anderen Seite lehnte sie ihn auch wiederum ab, weil er von einer Vergewaltigung und einem inzwischen gehassten Erzeuger stammte und sie obendrein zu einer kranken Frau gemacht hatte.

Während seiner gesamten Kindheit und Jugend waren diese mütterlichen Gefühle für den Jungen atmosphärisch, aber auch in Form von Vorwürfen und immer wiederholten Aussprüchen präsent, die in etwa lauteten:»Du bist es nicht wert, richtig geliebt zu werden, weil du ein unerwünschtes Kind bist.«»Du wirst ein Mann! Männer sind schlecht und unzuverlässig, sie lassen Frauen im Stich!«»Deine Geburt hat mir fast das Leben gekostet und meine Gesundheit ruiniert!«

In ihrer Gesamtwirkung hinterließ diese abwertende Dauerberieselung bei Berry D. ein diffuses, aber sehr intensives Schuldgefühl. Dieses chronische schlechte Gewissen kam natürlich auch im Umgang mit seiner späteren Ehefrau zum Tragen. Er hatte ihr gegenüber immer eine Art Bringschuld empfunden und musste sie für ein Vergehen entschädigen, das er an ihr gar nicht begangen hatte. Auch als sie kinderlos blieb (Eierstockerkrankung), sehr an Gewicht zunahm, keines seiner Interessen teilte, immer reizbarer und schließlich dauerhaft krank wurde (Weichteilrheumatismus), dachte er nicht ernstlich daran, sich von ihr zu trennen. Es war seine verdammte Pflicht und Schuldigkeit – unter Zurückstellung der eigenen Bedürfnisse –, ihr Kreuz mitzutragen. Berry D. hätte es nicht fertig gebracht, seinem eigenen Ego Vorrang zu geben und seine Frau im Stich zu lassen. In diesem Sinne war er unfähig zu einer Trennung. Er verhielt sich nicht wie sein leiblicher Vater, der seine Mutter so schnöde verlassen hatte.

7. Kapitel

Der Ewigkeitsanspruch des konservativen Menschen

Wir kennen ihn alle, den Sozialtypus des ausgesprochen Konservativen und Veränderungsunwilligen, der sich im Bewahren des Bestehenden und Hergebrachten übt und immer alles beim Alten belassen möchte. Er wünscht sich die »verlässliche Wiederkehr des Gewohnten und Vertrauten« (F. Riemann, 1961, S. 75) und vermeidet, wenn möglich, das Neue und Unbekannte. Er pflegt seine lieb gewordenen festen Gewohnheiten und möchte ein einmal eingefahrenes Gleis nicht wieder verlassen. Bei ihm hat alles seinen gewohnten Platz. Der Tisch mit den Stühlen, die Couchgarnitur, das Büfett und das Regal stehen noch nach 30-jähriger Ehe am selben Fleck in derselben Wohnung. Das Neue und Unbekannte wird von ihm als potenziell gefährlich, ja sogar als feindlich erlebt, weil es sich seiner vorausschauenden Kontrolle entzieht und weil es diverse Unwägbarkeiten beinhaltet. Er hat letztlich Angst vor der Vergänglichkeit, und er hat die »angstvolle Vorstellung, dass etwas zu Ende gehen könnte« (F. Riemann, 1961, S. 77). Er möchte »immer wieder das Gleiche, schon Bekannte und Vertraute vorfinden oder wiederherstellen ...« (F. Riemann, 1961, S. 76).

Er lebt eingebettet in ein festes Koordinatensystem von Wertvorstellungen und Lebensgewissheiten. Manchmal können seine statuarische Verhaltenheit, seine hohe Selbstdisziplin und seine in Beton gegossene Daseinsorientierung für den Partner die Dimension eines Albtraumes annehmen. Der Wertkonservative schätzt die Sicherheit des äußeren familiären Rahmens und natürlich auch das finanzielle Abgesichertsein. Geld und Besitz in jeder Form sind äußerst wichtig, da sie den Bestand einer Gemeinschaft stabilisieren und seine Vorstellung von der Dauerhaftigkeit der Ehe mitbegründen. Selbst wenn es bei ihm zu Hause unterkühlt und wenig gefühlsbewegt zugeht und die Ehegemeinschaft in allen Ecken und Enden bedenklich knirscht, pflegt er die Illusion von einer lebenslangen Verbunden- und Zusammengehörigkeit.

Die lebensgeschichtlich erworbene »Disposition für diese Persönlichkeitsentwicklung bildet ein im Allgemeinen triebfeindliches, auf Anpassung bedachtes Familienmilieu und eine Erziehung, in der expansive Bedürfnisse unterdrückt und mit Bestrafung verknüpft werden«. (M. Ermann, 1995, S. 153) Die Mütter der später zwanghaften Persönlichkeit reagieren auf die Selbstständigkeitsbestrebungen des Kindes mit Liebesentzug, kontrollierender Strenge und Disziplinierung. Sie praktizieren in der Regel eine strenge und überwachende Erziehungshaltung, die darauf bedacht war, die lebendigen expansiven Impulse des Kindes zu verbieten und unter Strafe zu stellen. Auf diese Weise wurden sowohl seine aggressiven Regungen, seine Schmutzlust, seine Selbstbehauptungsimpulse als auch seine »in die Welt stürmenden Aktivitäten« verpönt, mit Strafangst gekoppelt und so aus seinem Verhaltensrepertoire gestrichen. Der Wille des Kindes stieß mit den Ge- und Verboten, dem Sollen und Müssen der Erzieher zusammen und zog dabei den Kürzeren. Alle Möglichkeiten der Willkür und der Rivalität mussten weitgehend verdrängt und an seine Stelle die Tugenden der Ordentlichkeit, der Gewissenhaftigkeit, des Gehorsams und der Zuverlässigkeit errichtet werden. Es bildeten sich sichernde Haltungen heraus, die sich »vor allem auch auf Zeit, Geld und Besitz erstrecken« (F. Riemann, 1961, S. 91).

Ein Mensch in dem Zwangskorsett dieser hier beschriebenen Charakterstruktur wird es natürlich besonders schwer haben, aus einer bestehenden Ehe auszubrechen, und sei sie auch noch so schlecht und quälend. Er ist in ein Rollenmuster und Normengerüst eingezwängt, das einem möglichen Veränderungswillen diametral entgegensteht. Ich nenne zusammenfassend noch einmal die hier wirksamen Barrieren:

1. Angst vor Veränderung

Das Wagen von etwas Neuem (in diesem Fall Trennung) stößt mit den verinnerlichten elterlichen Verboten und Prinzipien zusammen, erzeugt Strafangst und massive Furcht vor dem Unwägbaren, weil der Betreffende nun Initiativen starten, neue Wege begehen und ungewohnte Schritte vorbereiten müsste. Wenn der Betreffende als Kind sehr schmerzhafte Veränderungen erlebt hat, dann wird ihn die Angst vor der Vergänglichkeit überfallen. Er kann und will nicht akzeptieren, dass etwas zu Ende geht, genauso wie damals etwas ein schmerzhaftes Ende gefunden hat (zum Beispiel: Das geliebte Kindermädchen war plötzlich nicht mehr da, die gewohnte vertraute Umgebung ging verloren usw.).

2. Besitzstandwahrung aus Verarmungsfurcht

Wie wir bereits festgestellt haben, erstrecken sich die Sicherungstendenzen der zwanghaften Persönlichkeit auch auf Besitzdinge. Insofern wird der eigene Partner ebenfalls als etwas erlebt, »was mir gehört und Teil meines Besitzstandes ist!« Sein möglicher Verlust als Konsequenz einer Trennung mobilisiert die Verarmungsfurcht des Protagonisten und lässt bei ihm die schreckliche Vorstellung aufkommen, dass er vielleicht nie mehr einen Lebensgefährten finden werde und nun als einsamer Solitär sein Dasein verbringen müsse. Ihm fehlen die Zuversicht und der Glaube an die Existenz anderer sprudelnder Quellen. Und weil es keinen Nachschub gibt, wie er befürchtet, muss er das, was er besitzt, energisch festhalten. Aus diesem Grund wäre die Trennung vom Ehepartner ein gewagtes Unterfangen, weil er dann mit leeren Händen dastünde, die sich vermutlich nie wieder füllen würden.

8. KAPITEL

Der Orientierungskonflikt

Orientierungskonflikte zeigen sich in der Unfähigkeit einer Person, aus den registrierten Informationen, den gesammelten Eindrücken und den – aus der Selbsterfahrung entnommenen – Gefühlen und Gedanken »eine eindeutige individuelle Lagebestimmung abzuleiten« (R. Seitz). Im Klartext: Der betreffende Mensch ist desorientiert, und zwar in Bezug auf die eigene Person, auf die des Partners und auf die Qualität seiner Ehe. Individuen mit den eben benannten Problemen sind in der Regel mit einer allgemeinen, das heißt leichten Strukturschwäche ihres seelischen Apparates ausgestattet. Das Bild von ihrem eigenen Selbst und das von anderen wichtigen Menschen hat keine klaren und festgefügten Konturen, sondern ist eher etwas verschwommen und uneindeutig. Das wiederum hat mannigfaltige Auswirkungen auf ihr gesamtes Leben und auf ihr Verhältnis zum eigenen Lebensgefährten. Wenn wir uns die speziellen Schwächen dieses Personenkreises näher anschauen, dann finden wir folgende Probleme:

- *keine mentale Gewissheit*
  Ihre Gedanken und Urteile sind häufig mit einem Fragezeichen versehen. Die beruhigende Feststellung: »So ist es und nicht anders!« ist ihnen eher fremd. Sie sind sich der Richtigkeit dessen, was sie denken, eben nicht sicher.

- *mangelnde Gefühlssicherheit*
  Auch bezüglich der Aussagekraft ihrer Gefühle gibt es keine Gewissheit. Sie können sich auf das, was ihnen ihre Gefühle mitteilen, nicht verlassen im Sinne einer ersten, aber zutreffenden Groborientierung. Es fehlt das Evidenzerleben, ob etwas eher gut oder schlecht, eher angemessen oder unangemessen, eher lieb gemeint oder unfreundlich, bekömmlich oder unbekömmlich, kritisch-helfend oder demütigend, bittend oder fordernd, temperamentvoll-offen oder schon aggressiv ist.

- *keine Beständigkeit des Urteils*
Dem Protagonisten fällt es schwer, die Gültigkeit einer einmal erlangten Einsicht zu bewahren. Er wechselt seinen Standpunkt wie andere ihre Hemden, urteilt heute so und morgen so. Da die seelischen Tatbestände (die eigenen und die fremden) und die beobachteten Verhaltensweisen von anderen wichtigen Menschen in seiner Wahrnehmung in vielen Farben schillern und keine eindeutige Gestalt für ihn annehmen, fallen auch seine Schlussfolgerungen wechselnd und verschieden aus, je nachdem, in welchem Licht die Phänomene jeweils erscheinen.

- *wenig Widerstand gegenüber Fremdbestimmung*
Die hier gemeinten Personen sind oft äußerst suggestibel und anfällig für das, was andere meinen und für richtig halten. Sie übernehmen sehr leicht die Urteile der anderen und betrachten Welt und Menschen durch deren Augen. Da ihnen aber von verschiedenen Individuen unterschiedliche Meinungen über dieses und jenes übermittelt werden, entsteht für sie am Ende ein verwirrendes Bild, welches auch keine verlässliche Orientierung bietet. Nehmen wir als Beispiel die Aussagen von Freunden und Verwandten über den Partner/Partnerin des Protagonisten. Die Freundin sieht ihn so, der Onkel so, die Schwester so, die eigene Mutter so und die Nachbarin wieder ganz anders. An wessen Beschreibung und Einschätzung soll er/ sie sich nun halten?

- *die fehlende Messlatte; wenig Menschenkenntnis und psychologisches Erfahrungswissen*
»Mir fehlt ein Maßstab! Woran soll ich messen, wie gut oder schlecht es mir in meiner Ehe geht und wie tauglich mein Partner für eine Zweierbeziehung ist? Vielleicht erwarte ich einfach nur zu viel und habe unrealistisch hohe Ansprüche? Woran erkennt man eine gute oder eine schlechte Ehe?«

Die hier aufgeworfenen Fragen – nur eine kleine Auswahl – entstehen vor dem Hintergrund mangelnder Vergleichsmaßstäbe und weitgehend fehlender Menschenkenntnis. Die betreffende Person weiß nicht, wie es unter Eheleuten zugeht und welche breite Palette an Gestaltungsmöglichkeiten eine Paargemeinschaft haben kann. Die eben aufgeführten fünf Schwachpunkte wirken sich in vielen Daseinsbereichen des Betroffenen aus, natürlich eben auch in seiner Einschätzung des eigenen Selbst, seines Partners und der Qualität der eigenen Ehe.

Ich bringe an dieser Stelle eine kleine Sammlung von Aussagen zur Darstellung, die alle von orientierungsschwachen Menschen stammen und die das Dilemma veranschaulichen, in dem sie sich ständig befinden.

»Ich weiß eigentlich gar nicht, wer ich bin und was ich will. Ich habe keine Ziele, oder besser gesagt, keine feststehenden Vorstellungen von dem, worauf es mir im Leben ankommt. Ich bin wie ein Blatt im Wind, mir fehlt der innere Kompass. Bin ich eine attraktive Person und liebenswert oder eine graue Maus, die keiner so richtig mag? Bin ich klug oder dumm, ein wertvoller Mensch oder nur ein Putzlappen? Darf ich so sein, wie ich bin, oder ist alles falsch? Geht es mir schlecht – ich meine gefühlsmäßig – oder bilde ich mir alles nur ein? Habe ich einen liebenswerten Partner oder ist er ein Kotzbrocken? Verlange ich zu viel von ihm? Bin ich zu anspruchsvoll, bin ich zu empfindlich und zu leicht enttäuscht, was das Verhalten meines Partners anbelangt? Bin ich zu undankbar für das, was ich bekomme? Muss ich die in meiner Ehe auftretenden Misslichkeiten und Probleme einfach ertragen, weil es in jeder Zweierbeziehung Konflikte und weniger gute Zeiten gibt? Oder überschreiten die Lieblosigkeiten und Streitereien das Maß des Zumutbaren? Vielleicht bin ich gar nicht beziehungsfähig und deshalb ist unsere Ehe so schlecht? Oder trifft das auf ihn/sie zu? Wer von uns beiden hat denn nun die Schuld, dass alles so miserabel läuft? Vielleicht habe ich zu viele Fehler gemacht und müsste mich jetzt besonders anstrengen und den Schaden wiedergutmachen? Oder soll ich mich endlich trennen und dem Spuk ein Ende machen? Aber habe ich denn eine Berechtigungsbasis für meine Unzufriedenheit? Werde ich eine Trennung hinterher bitter bereuen oder werde ich erleichtert aufatmen und ein neues, besseres Leben beginnen?«

Die desorientierte Person tritt auf der Stelle. Sie spürt, dass irgendetwas nicht stimmt, aber sie kann die wahren Störfaktoren nicht ausmachen. So bleibt sie ein Gefühlsknäuel aus dumpfer Unzufriedenheit, Spannungszuständen, lähmender Ungewissheit und Verzweiflungsanfällen. Sie weiß nicht, was sie machen soll, weil eine Entscheidung für oder gegen ihre Ehe ein fataler, nicht wiedergutzumachender Fehler sein könnte. Und weil sie nicht weiß, was sie tun soll, hält sie sich im Schwebezustand der Unentschiedenheit und bleibt in einer Zweierbeziehung, die ihr in regelmäßigen Abständen unerträglich vorkommt.

9. Kapitel

Die Loyalitäts- und Treuebindung, das Gemüt

Der Begriff Gemüt umfasst ein Ensemble von Gefühlen, die sich durch ihre besondere Tiefe auszeichnen. Immer dann, wenn Gemütsregungen auftreten, fühlt sich der betreffende Mensch »zutiefst getroffen, gepackt, ergriffen, durchzittert, aufgewühlt« (H. Remplein, 1954, S. 25). »Soweit unser Gemüt angesprochen ist, fühlen wir uns bleibend verbunden mit allem, was uns lieb ist: mit Menschen, Tieren, Pflanzen, Haus, Scholle, Heimat, Vaterland, Kirche, Gott, und leiden quälende Sehnsucht, wenn diese Objekte unserer Nähe entrückt sind.« (H. Remplein, 1954, S. 257) Es gibt Einvernehmen darüber, »dass die wesentliche Leistung des Gemütes in der Bindung an die menschliche und außermenschliche natürliche und künstliche Umwelt besteht« (H. Remplein, 1954, S. 257). »Gemüt besitzen heißt fähig sein, Bindungen einzugehen mit seiner Umwelt und Mitwelt ...« (Ph. Lersch, 1952, S. 154)

Echte Bindungen kommen aus dem Herzen (welches im vorwissenschaftlichen Sprachgebrauch alle seelischen Tiefengefühle, besonders die Liebe, umfasst). Das Gemüt ist der Ort der persönlichen Wertbindungen. Der gemüthafte Mensch zeichnet sich durch Gemütsreichtum und Gemütstiefe aus und stellt den Gegentyp zum gefühlskalten Egoisten dar, der hart, herzlos, erbarmungslos roh und brutal sein kann.

Zu den positiven Gemütsregungen gehören Gefühle und Fähigkeiten wie: Liebe und Liebesfähigkeit, Güte, Wärme, Herzlichkeit, Zartgefühl, Rücksichtnahme, Wohlwollen, Mitgefühl, Hingabefähigkeit, Anhänglichkeit, Treue, Dankbarkeit, Mitfreude und Mitleid, Weichherzigkeit und Einfühlungsvermögen (diese Aufzählung stammt aus H. Remplein, 1954, S. 264), also alles Tugenden, die eine sehr positive emotionale Bezogenheit gegenüber den Mitmenschen ausdrücken.

Ich will an dieser Stelle nicht über einen Heiligen/eine Heilige sprechen, der/die alle diese hervorragenden Charaktereigenschaften zur vollen Blüte gebracht hat und nun ein Ausbund an Gutmensch-Sein verkörpert. Ich möchte vielmehr auf jene Personen aufmerksam machen, die von allen aufgezählten Merkmalen etwas besitzen und insgesamt recht liebenswerte und warmherzige Geschöpfe sind. Diesen Individuen fällt es aufgrund ihrer seelischen Verfassung per se schwer, einen Ehepartner zu verlassen, weil alle Werte, die ihnen etwas bedeuten, zum Durchhalten und Opferbringen ermuntern. Sie sind ausgesprochen loyal und bewerten Treue hoch. Sie fühlen sich ihrer Bezugsperson vielleicht durch Dankesschuld verbunden oder können sich aus Mitgefühl von ihrer Ehehälfte nicht trennen, weil sie deren Schmerzen und Verzweiflung – im Falle eines Verlassenwerdens – mitleidend vorausahnen.

Eine unhinterfragte Loyalitätsbindung wird in einer ausreichend guten Kinderstube erlernt und bewährt sich im Zusammengehörigkeitsgefühl und der Parteinahme für die Ursprungsfamilie. Der spätere Erwachsene überträgt diese Haltung auf seinen Ehepartner und seine Kinder. Er steht zu ihnen, auch wenn er sich über sie ärgert und sich in einer konflikthaften Spannung zu ihnen befindet, und verteidigt sie gegenüber einem Angreifer von außen. Die anderen können damit rechnen, dass er ihnen nicht in den Rücken fällt oder sich mit Personen solidarisiert, die nicht dem engen Kreis der eigenen Familie angehören. Der Loyale wird auch über sein Liebesobjekt keine üble Nachrede pflegen, auch wenn er sich von ihm verletzt und ins Unrecht gesetzt fühlt. Natürlich unternimmt er eigenmächtig auch nichts, was dem anderen schadet oder ihn vor vollendete Tatsachen stellt. Auch in der größten Ehekrise fühlt er sich dem Prinzip der Fairness verpflichtet. Es gibt auch religiöse Gründe, die einen Menschen daran hindern, seinen Partner zu verlassen. Ich meine damit nicht ein von außen aufgezwungenes Verdikt, das unter Androhung von Strafe (Gefährdung des Seelenheils) den potenziellen Übeltäter auf den rechten Weg zwingt. Ich meine vielmehr eine Treue aus Überzeugung, die die Ehe mit einem Partner als schicksalhafte und nicht aufzulösende Verbindung und Prüfung sieht, auch wenn sie ihren Befriedigungswert nicht mehr erfüllt. Hier liegt eine echte Werthaltung vor, die Bewährungsfantasien, Verzichtbereitschaft, eventuell auch eine tiefe Menschenliebe einschließt.

Wenn wir hier in diesem Zusammenhang von Treue sprechen, meinen wir nicht »das Gegenteil von Fremdgehen«, sondern das Aufrechterhalten einer Bindung »in guten und in schlechten Zeiten« unter Zurückstellung augenblicklicher anderer Wünsche und Interessen. Treue ist eine ethische Wertkategorie, die nicht nur das Festhalten an einem

Partner meint, sondern auch an einem gegebenen Versprechen, einer Abmachung oder einer gelobten Freundschaft. Das berühmte Ehegelöbnis ist auch eine Art Versprechen und will besagen:»Ich werde mich bemühen, dich zu lieben und dir Gutes zu tun, auch wenn mein Gefühl der Zuneigung für dich abflaut oder streckenweise ganz abhanden kommt. Es ist mein Willensentschluss, zu dir zu gehören und für dich da zu sein, mag da kommen was will.«

Die Treue zu einer einmal gegebenen Absichtserklärung, einem abgeschlossenen Vertrag steht im Gegensatz zu der Verpflichtung, sich selber zu entwickeln. Es gibt ja»das Bedürfnis und die Notwendigkeit, seine Fähigkeiten voll zu entwickeln, seine Grenzen zu erforschen, sich neuen Erfahrungen, Herausforderungen und Beziehungen gegenüber offen zu halten« (H. Stierlin, 1975, S. 40). Insofern kann Treue gleich Verzicht bedeuten. Da werden zwei Biografien – Mann und Frau – zusammengeführt, und es ist ungewiss, ob in Zukunft die Passung stimmig bleibt, beide sich gleich schnell und auch in dieselbe Richtung entwickeln, die körperliche Anziehung auf Dauer mitspielt und man auch später noch Gefallen aneinander findet. Nach dem allenthalben propagierten Selbstverwirklichungsanspruch ist Treue in vielen Fällen eine eindeutige Überforderung der Vertragspartner:»Wie kann ich heute wissen, was ich morgen will und mir übermorgen gut tut?«, könnte die Frage eines modernen Skeptikers lauten.»Wie kann ich als junger Mensch die Weichen für ein ganzes Leben stellen, und zwar in totaler Unwissenheit darüber, ob ich mich auch noch nach fünf, zehn, 15 oder 25 Jahren mit meinem Partner verstehen werde und an seiner Seite die vielen Möglichkeiten meiner Existenz ausschöpfen kann?«

Ist es nicht vielmehr geboten, die ganze Buntheit und Fülle der Welt auszuschöpfen, immer mal wieder zu neuen Ufern aufzubrechen und im Laufe seines, ach so kurzen, Lebens nicht nur eine einzige Person – den Ehepartner – in all ihren Facetten kennen zu lernen? Welche Selbstbeschränkung bedeutet es doch, nur einmal in das längst bekannte eine Augenpaar zu schauen, wo es doch auch andere schöne blaue, grüne, braune und schwarze Augen gibt?

Zugegeben, solche Überlegungen entbehren nicht einer gewissen Logik, aber sie sind nicht die eines gemüthaften Charakters. Für Letzteren ist das Wohlergehen seines Liebesobjekts genauso wichtig wie das eigene. In nicht wenigen Fällen geht er noch einen Schritt weiter und stellt die gute Befindlichkeit seiner intimen Bezugsperson sogar über das eigene Glück. Für solche Personen gilt manchmal auch die unhinterfragte Glaubensgewissheit, dass man nur einmal im Leben den einen, für sich bestimmten Menschen findet und dass die einmal geschlossene Schicksalsgemeinschaft von Mann und Frau unauflösbar ist.

In meinem Buch »Sehnsuchtsprogramm Liebe« (2002) habe ich einen zentralen Beziehungswunsch geschildert, der den Titel »Der Treue- und Ewigkeitsanspruch« trägt. Dort heißt es: »Liebe ist … schicksalhafte Einmaligkeit!«, und weiter: Die Ehe zweier Menschen ist für immer und ewig angelegt, »als stünde sie mit ehernen Lettern im Plan der Weltgeschichte verzeichnet« (S. 71).

Der Wunsch nach Dauer und Beständigkeit ist – anthropologisch gesehen – ein menschliches Elementarbedürfnis, wenn auch sein Ausprägungsgrad erheblich variiert. Der Partner soll die dunkle und tiefe Sehnsucht einlösen, dass es etwas in dieser sonst so unberechenbaren Welt geben möge, auf das man bauen und sich verlassen kann – in guten wie in schlechten Tagen. Unausgesprochen leuchtet hier die Gefühlsgewissheit auf, dass man nur einmal im Leben wirklich lieben und sich mit einem anderen Menschen auf Gedeih und Verderb verbinden kann. Der andere ist Heimat, die Ehe eine Schicksalsgemeinschaft und das einzige Refugium für Intimität. Sich körperlich und seelisch auszuliefern bedarf der Schicksalsgarantie ewigen Bestandes.

Meine langjährige Arbeit als Psychotherapeut hat mich gelehrt, dass viele Gemütsmenschen eine äußerst liebenswerte, tief fühlende und dem Kind sehr zugewandte Mutter hatten, die ihre eigene große Liebesfähigkeit auf den Sohn oder die Tochter übertrug. Wenn nun aber diese Mütter – durch Krankheit oder unverschuldete Schicksalsschläge bedingt – selber ein schweres, entbehrungsreiches, von Kummer und Sorge überschattetes Leben führen mussten, blieb das ihrem Kind nicht verborgen. Der Sohn oder die Tochter empfanden Mutters Traurigkeit und Notlage, in Identifikation mit ihr, so intensiv mit, als ob es auch sie unmittelbar beträfe. In der Folgezeit wurde Mutters jeweiliger Gemütszustand für diese Kinder elementar wichtig. Sie selber konnten nur froh sein, lachen und in die Welt ausschwärmen, wenn es auch ihrer primären Bezugsperson im Augenblick gut ging. Sie erlernten ein sehr tiefes und seismografisch empfindliches Mitgefühl. Das Wohlbefinden ihrer Mutter wurde für sie höchst bedeutsam, weil sie nur auf diesem Fundament selber glücklich sein und das Leben genießen konnten (zum Beispiel: Ein kleiner Junge fragte jeden Morgen seine von Schlaflosigkeit sehr geplagte Mutter: »Hast du gut geschlafen?«). Einfach nur Spaß haben mit Spielgefährten funktionierte einfach nicht, wenn die Betreffenden wussten, dass es ihrer Mutter daheim wieder schlecht ging. Diese Mitleidsfähigkeit und das aus ihr entspringende Mitgefühl wird später auch auf den Lebenspartner übertragen. Der trennungswillige Mensch muss sich deshalb, ob er will oder nicht, immer wieder die bange Frage stellen, welchen Schmerz er durch eine eventuelle Trennung seinem Liebesobjekt zufügen würde. Er malt sich dessen Verzweiflung und Trauer in den lebhaftesten Farben aus und bringt es dann – angesichts des von ihm verursachten Leidens – nicht übers Herz, diesen Schritt zu gehen.

Zwei weitere Bindungskräfte verdienen Beachtung:

Das so genannte Gebundensein ist ein seelischer Tatbestand, seine Stärke ist der Stärke eines Magnetfeldes vergleichbar. Je größer und mächtiger zwei Magneten sind, desto heftiger ziehen sich ihre entgegengesetzten Pole an. Das Vermögen, sehr starke Bindungen zu entwickeln, hängt auch von dem Ausmaß der angeborenen Bindungsfähigkeit eines Menschen ab; zu deren Aktivierung es allerdings auch eines geeigneten sozialen Umfeldes bedarf. So wie die Intelligenzhöhe innerhalb einer Population von Individuum zu Individuum um einen gewissen Mittelwert schwankt (zum Beispiel IQ von 60 bis 160), so streut auch die genetisch bedingte Bindungsstärke von Mensch zu Mensch. Es gibt eine Gruppe von Personen, die überdurchschnittlich bis sehr hohe Bindungskräfte entwickelt, vorausgesetzt, sie werden von einer ausreichend guten Mutter gefördert.

Wir müssen an dieser Stelle noch ein zweites Moment berücksichtigen, nämlich die Wirkung des Zeitfaktors.

Wenn ein Paar zehn, 20, 30, ja 40 Jahre und länger miteinander lebt, die Höhen und Tiefen des gemeinsamen Daseins miteinander teilt, emotionale Wechselbäder und Schicksalsschläge erleidet, zusammen bangt und hofft, Probleme löst und in Probleme schlittert, Werbung und Abstoßung durch den Partner erfährt; geliebt, gelobt und gebraucht, aber auch gekränkt, attackiert und missachtet wird; zwangsweise mit dem anderen beschäftigt ist; an seiner Seite immer älter und gebrechlicher und unattraktiver wird – dann, ja dann entsteht auch so etwas wie ein unfreiwilliges Gebundensein. Die zusammen verbrachte Zeit und die zusammen überstandenen Gefühlsstürme führen zur Gewohnheitsbildung (»Ich hab mich so an dich gewöhnt!«).

»Die gemeinsam erlebte und erlittene Geschichte der Zweisamkeit besitzt eine identitätsstiftende Kraft und macht den Partner zum Teil des eigenen Selbst. Für manche Personen sind die inneren Bindungskräfte an ein Liebesobjekt daher so stark, dass sie es nur um den Preis des eigenen Selbstverlustes wieder hergeben könnten.« (D. Stiemerling, Sehnsuchtsprogramm Liebe, S. 72)

Sich aus einer solchen Verbindung trotzdem zu lösen, fällt äußerst schwer.

Abschließendes Fallbeispiel zum Thema: Loyalitäts- und Treuebindung

Rudi ist ein hochaufgeschossener, etwas schlaksiger junger Mann, fast immer gut gelaunt, von arglosem und naiven Gemüt, seines Zeichens angestellter Architekt, aber auch Bauherr diverser Luftschlösser; schnell zu begeistern und dabei nicht sehr realitätstüchtig, aber sofort gekränkt, wenn seine Ehefrau Britta seinen grandiosen Projekten nicht freudig zustimmt. Mal möchte er ein Hotel auf Mallorca aufmachen, mal einen Antiquitätenladen, mal ein Privattheater gründen oder sich auf einem Bauernhof mit einer Pferdepension zurückziehen.

Die beiden Eheleute ziehen gemeinsam drei Kinder groß und erfahren die Freuden, aber auch die Leiden und Anstrengungen des Elternseins.

Nach der Geburt des ersten Kindes hat Rudi eine Affäre mit einer anderen Frau. Er hat Britta, die Starke, Vernünftige und Umsichtige, in Mutterübertragung geheiratet und immer auch eine Schulter zum Anlehnen, Fürsorge und Lebensorientierung bei ihr gefunden. Nun, da ein Säugling ihre ganze Aufmerksamkeit und Zuwendung beansprucht, fühlt er sich ausgebootet und vernachlässigt. Ohne nennenswerte Gewissensbisse holt er sich Trost und Liebe bei einer anderen Frau. Seine »starke Mami« bleibt aber sein Basis-Mutterschiff. Von hier aus sticht er in See und erlebt Abenteuer. Hierher kehrt er zurück, wenn ihm die Welt da draußen irgendwelche Härten und Entbehrungen zumutet. Als er wegen der Freundin Liebeskummer bekommt, möchte er sich am liebsten am Busen seiner Ehefrau ausheulen und Trost und Ratschläge von ihr erhalten. Sein Fremdgehen wird die erste große Zerreißprobe ihrer noch jungen Ehe. Zehn Jahre später erlaubt er sich den zweiten großen

Ausrutscher. Gegen den ausdrücklichen Willen seiner Frau kauft er wie im Rausch diverse Aktienpakete auf Pump. Es ist die Zeit, da die Börse boomt, die Werte der Aktien in schwindelerregende Höhen steigen und alle Menschen, die nicht auf diese leichte Weise Geld verdienen, sondern nach wie vor mit ihrer Hände Arbeit, sich als blöd vorkommen. Nach dem Zusammenbruch der Aktienmärkte bleibt Rudi H. auf einem Schuldenberg von über hundertfünfzigtausend Euro sitzen. Britta H. muss wieder arbeiten gehen, der Lebensstandard der fünfköpfigen Familie sinkt. In mühseliger Ratenzahlung stottern sie über viele Jahre ihre Schulden ab. Urlaubsreisen oder andere Lustbarkeiten, die mit Geldausgaben verbunden wären, fallen flach. Die Familie lebt auf Sparflamme.

Den größten Schicksalsschlag trifft die Eheleute, als ihr zweitgeborener Sohn an Leukämie erkrankt und nach einem durchgestandenen Schreckensjahr, trotz aller ärztlichen Bemühungen, stirbt. Rudi und Britta sind verzweifelt und untröstlich, aber ihr Schmerz bringt die Ehe nicht auseinander. Sie lieben sich zwar nicht mehr, fühlen sich auf quälende Weise entfremdet, doch irgendein Band hält sie zusammen.

Rudi H. kann den Tod seines Sohnes nicht verwinden. Er wird depressiv, kommt in die Klinik. Als gebrochener Mann nimmt er seine Arbeit wieder auf, beginnt aber zu trinken. Seine Frau versucht, ihm zu helfen, hoffnungsvolle Ansätze der Besserung wechseln ab mit schlimmen Rückfällen. Zu guter Letzt verliert Rudi seine Stelle und lässt sich nun gänzlich in sein Kummerloch fallen.

Britta H. hat sich inzwischen bis zur kaufmännischen Geschäftsführerin eines kleinen Krankenhauses hochgearbeitet, ernährt die Familie und schmeißt den Haushalt. Ihr jammernder Ehemann ist ihr nur noch eine Last, aber sie ist ohne Klagen bereit, dieses Kreuz zu tragen. Sie erinnert sich öfters an die Zeit ihrer ersten stürmischen Jahre. Sie sieht Rudi als den strahlenden großen Jungen, der sie enthusiastisch begehrt und bereit ist, die Welt für sie aus den Angeln zu heben. Sie hat dieses Bild in sich bewahrt und sie hat ihn für diese bedingungslose und begeisterte Akzeptanz ihrer Person tief in ihr Herz geschlossen. Sie sieht die Zeit ihrer Kämpfe, ihrer Höhen und Tiefen und die gemeinsame Verzweiflung und Trauer um ihren Sohn.

Sie bleibt bei Rudi: aus Loyalität, aus Treue zu einem abgegebenen Versprechen und aus einer irrationalen Bindung heraus, die allen vernünftigen Argumenten spottet. Da mögen die Verwandten und Bekannten noch so drängeln und die Hände über dem Kopf zusammenschlagen: über ihre Langmut und ihr selbstquälerisches Durchhaltevermögen. Britta H. kann sich nicht trennen, obwohl sie es nicht selten möchte.

10. Kapitel

Die aggressive Gehemmtheit – die Angstbindung

Manche Brautleute sagen »Ja« auf dem Standesamt, obwohl sie in Wirklichkeit »Nein« sagen möchten. Manche Eheleute bleiben bei ihrem Partner, obwohl sie längst hätten gehen wollen. Es sind oft der fehlende Mut zu einem Nein oder gar aggressive Gehemmtheit, die Menschen in ihrer Handlungsfreiheit beschneiden und ihr Tun lähmen. Der aggressiv Gehemmte ist oft unfähig, seine Meinung zu sagen oder einen eigenen Standpunkt zu vertreten. Er kann nur sehr schwer spontan Kritik üben und kundtun, was ihn an einem anderen stört. Jemandem eine Bitte abzuschlagen wagt er sich kaum. Er kann nicht sagen:»Das will ich und jenes will ich nicht!« Er hat große Schwierigkeiten mit der Selbstbehauptung: Er lässt sich beiseite drängeln; er schluckt Zumutungen ohne Gegenwehr; er lässt Beschuldigungen unwidersprochen; er schlägt schüchtern seine Augen nieder, statt lautstark Protest anzumelden; er bringt es nicht fertig, Gefühle zu zeigen, die seine Enttäuschung, seinen Unmut, seine Wut oder Verbitterung ausdrücken; er macht Zusagen, von denen er schon im Vorhinein weiß, dass sie ihm gegen den Strich gehen. Er lässt sich zum Mitmachen drängen, obwohl er sich in Wirklichkeit verweigern möchte. Er ist schnell bereit zu verzichten und einem anderen den Vortritt zu lassen. Er verkneift sich seine schlechte Laune und mimt stattdessen den Sunnyboy, obwohl ihm gar nicht danach zumute ist. Der aggressiv Gehemmte ist auf der Hut, nirgends anzuecken oder andere zu verärgern. Er hält sich eher bescheiden zurück und geht aus der Schusslinie, wenn es brenzlig wird. Er versucht, möglichst viele Reibungsflächen innerhalb einer Partnerschaft zu eliminieren, nur um Streit zu vermeiden und um es dem anderen in allem recht zu machen. Er lässt sich bei der Aufteilung der Besitzgüter eines ehelichen Hausstandes nach der Trennung des Paares vieles fortnehmen, was ihm gehörte oder ihm zustehen würde. Er lässt sich beschimpfen oder gar körperlich attackieren, steht dann wie ein begossener Pudel da und kann sich nicht verteidigen. Er steht unter dem Diktat eines inneren: »Ich darf nicht! Ich kann nicht!« Eine erlernte seelische Einstellung gebietet es ihm, brav und lieb zu sein, anderen Menschen den Vortritt zu lassen und Ärger und Schaden von ihnen abzuwenden. Er ist ein großer »Menschenfreund«, aber nicht aus echter Überzeugung und aus dem Herzen heraus, sondern aus dem Unvermögen, es nicht zu sein. Uns interessiert der hier beschriebene Sozialtyp natürlich hinsichtlich der Unfähigkeit zur Trennung. Der gehemmte Mensch kann wegen seiner ausgeprägten Unfähigkeit, eine Auseinandersetzung herbeizuführen, mit dem Partner zu streiten, Aggressionen zu äußern und dem anderen gegebenenfalls sehr wehzutun, den von ihm gewünschten Trennungsprozess nur schwer oder gar nicht einleiten, geschweige denn ausführen. Wie es zu seinem schüchternen Verhalten kommt und welche Ängste und Gefühlslagen dahinterstecken, soll jetzt aufgezeigt werden:

Gewissensangst
Ein Kind wurde schon in frühen Jahren von seinen primären Pflegepersonen dahingehend erzogen, dass Aggressivsein etwas Böses ist und auf jeden Fall zu unterbleiben habe. Ich zähle jetzt eine ganze Reihe von Gründen auf, weshalb aggressives Verhalten des Kindes auf erbitterte Ablehnung von Seiten der elterlichen Bezugspersonen stößt (diese Liste entnehme ich meinem Buch: »Zehn Wege aus der Depression«, 1995).

Aggressionen oder trotziger Widerstand des Kindes
a) sind eine narzisstische Kränkung für die primäre Bezugsperson, weil sie ihr Ich-Ideal: ›Ich bin eine perfekte Mutter (Vater)‹ in Frage stellt und sie sich in puncto Erziehung für einen Versager halten müsste;

b) sind eine Kampfansage für einen selbstunsicheren, forciert auf seine Autorität pochenden Vater, der in dem aggressiven Widerstand seines Sohnes einen beginnenden Machtkampf erblickt und nun zeigen muss, wer Herr im Haus ist;

c) stören die Harmonie- und Symbiosewünsche einer Mutter, die mit ihrem Sohn in einem totalen Einvernehmen und ›Liebesglück‹ leben möchte;

d) ängstigen oder entsetzen eine selber aggressionsgehemmte Mutter und bringen sie in die Gefahr, dass eigene schlummernde Aggressionen geweckt werden und durchbrechen, wenn ihr Kind aggressives Verhalten zeigt;

e) machen die Mutter traurig, weil sie nur ein braves Kind für liebenswert hält. In der Erziehung und in der eigenen Lebensführung hängt sie dem Ideal der Friedfertigkeit an. Sie befürchtet, dass aus aggressiven Kindern später einmal kriegslüsternde Erwachsene werden;

f) gefährden den künstlich aufrechterhaltenen Scheinfrieden in einer Familie, die voller unterdrückter Feindseligkeit steckt. Böse Worte und das Ausdrücken von Wut sind völlig tabuiert, weil sie eine Lawine von Hass lostreten und das ganze Familiensystem zum Einsturz bringen könnten;

g) werden als persönliche Kränkung, das heißt Entwertung der eigenen Person, erlebt und stellen das narzisstische Gleichgewicht des Betreffenden in Frage. Die Mutter empfindet das eigene Kind als eine ihr gleichrangige Person, das heißt wie ein Geschwister, und muss ihm gegenüber in einen Selbstbehauptungskampf eintreten;

h) erinnern die Mutter an die fürchterlichen Ehekräche ihrer Eltern und die Destruktivität dauernder Streitigkeiten in der Familie. Sie möchte eine Wiederholung dieser Situation auf jeden Fall vermeiden, wobei sie die Harmlosigkeit der Wutäußerung ihres Kindes nicht erkennt;

i) gefährden das Erziehungsideal eines Vaters, der in einem absoluten Gehorsamsverlangen und Brechen des kindlichen Eigenwillens notwendige Maßnahmen in der Erziehung zu einem tüchtigen Menschen sieht;

j) verletzen den Dankbarkeitsanspruch einer sich ständig aufopfernden und sich selbst verleugnenden Mutter (›Ich tue alles für dich und du bist so hässlich zu mir!‹);

k) gefährden die Steuerungsfähigkeit eines Elternteils und beschwören die Gefahr eines unkontrollierten, eigenen Wutausbruchs herauf, vor dem sich der Betreffende zu Recht fürchtet, da er zu unangemessen heftigen und brutalen Gegenreaktionen neigt.«

Das Kind wurde also von einer – jede Aggression verabscheuenden – primären Bezugsperson auf Harmonie-Einhalten und Friedfertigsein gedrillt. Wenn es dennoch aggressive Impulse bei sich selber verspürt, tauchen sofort Strafangst (»Mein Frechsein hat böse Konsequenzen!«) und später dann ausgeprägte Schuldgefühle auf. Oft sind diese – von seinem strengen Gewissen erzeugten – Schuldgefühle so stark, dass aggressive Regungen bereits im Keim – gewissermaßen reflektorisch – abgeschaltet werden und gar nicht mehr dem Erleben zugänglich sind.

Vergeltungsfurcht

Wenn man aggressiv gehemmte Erwachsene detailliert nach ihren speziellen Ängsten in Bezug auf Aggression befragt, kommen oft Befürchtungen zutage, die das Verhalten des Angegriffenen betreffen. Sie fühlen sich den Reaktionen, insbesondere den nun zu erwartenden »Schlägen«, des anderen nicht gewachsen. Sie haben das Gefühl, sich nicht wehren zu können und am Ende der Auseinandersetzung in einen Zustand quälender Ohnmacht und Hilflosigkeit zu geraten, der ihnen den Boden unter den Füßen wegreißt und beinahe einer Existenzvernichtung gleichkommt. Manchmal befürchten sie auch, durch die Vorwürfe und verbalen Faustschläge des Kontrahenten dermaßen entwertet zu werden, dass von ihnen nur noch ein »Häufchen Dreck und Elend« übrig bleibt. In weniger schlimmen Fällen könnte sich ihr Streitgegner gekränkt zurückziehen oder sie durch absolutes Ignorieren oder durch gespannte, andauernde Feindseligkeit bestrafen. Ein von mir behandelter Patient bekam Herzrasen, wenn sich das Gesicht seiner Frau strafend in eine »Monstermaske« verwandelte und aus ihren Augen vernichtende Pfeile glühender Wut sprühten.

Angst vor Missbilligung

Es klingt ein bisschen paradox, aber kommt nicht selten vor:
Manche Menschen wollen auch trotz Scheidungsbegehren und späterem -vollzug mit ihrem Expartner in gutem Einvernehmen auseinander gehen und sich in gegenseitiger Achtung und Freundschaft weiter-

hin verbunden wissen. Sie können eine hasserfüllte Beziehung danach oder einen totalen Abbruch einfach nicht ertragen. Die Vorstellung, von dem Menschen verstoßen zu werden, den sie einstmals geliebt haben, bei ihm in totale Ungnade zu fallen trotz schöner gemeinsamer Stunden in der Vergangenheit, erscheint ihnen als eine grausame, weil unzumutbare Strafe. Schon der Verlust der Akzeptanz durch das ehemalige Liebesobjekt macht nicht wenigen arg zu schaffen. Am liebsten würden sie sich auf den Schoß des anderen setzen und in Umarmung mit ihm das Scheitern ihrer Zweisamkeit gemeinsam beweinen.

Wenn die hier angesprochenen Menschen befürchten müssen, den Partner durch den erwünschten Trennungsschritt auf immer und ewig total zu verlieren, bekommen sie große Schwierigkeiten, ihre Ehe aufzulösen.

Ich-Ideal: der gute Kerl, das liebe brave Mädchen
Die Aufgabe einer gelingenden Erziehung besteht unter anderem darin, dem heranwachsenden Kind gute Ideale und Werte mit auf den Lebensweg zu geben, die sein späteres Denken und Handeln bestimmen werden und die wie ein Kompass Sinngebung und Orientierung vermitteln. Leider können Eltern ihre Funktion als Erzieher auch für eigene Zwecke missbrauchen und ihrem Kind Leitlinien und Maximen einpflanzen, die der eigenen Bedürfnisbefriedigung dienen – so etwa, wenn sich eine Mutter in ihrem Sohn »einen guten Kerl« heranzüchtet oder der Vater »ein liebes braves Mädchen«.

Ich möchte an dieser Stelle das Bild eines erwachsenen jungen Mannes ausmalen, der von sich im Brustton vollster Überzeugung sagt:»Ich will ein guter Kerl sein!« Er hat dieses Ideal tief verinnerlicht und beschreibt es wie folgt:

»Ein guter Kerl sein heißt, immer guter Laune zu sein und ein lachendes Gesicht zu zeigen, hilfreich zu sein, alles zu bedenken, nichts zu vergessen, sich richtig und korrekt zu verhalten im Sinne einer guten Kinderstube, spendabel zu sein und anzubieten, großzügig zu sein, auf das Wohl des anderen bedacht zu sein, den anderen zu verwöhnen und zu umsorgen, ihn zu fragen: ›Zieht es hier? Hab ich dir die richtige Biersorte gebracht? Soll ich die Musik leiser stellen? Möchtest du ein Kissen unter den Kopf haben? Darf ich dir die schwere Tasche abnehmen?‹ Ich versuche immer, mir das Wohlwollen des anderen zu erhalten. Bitten seinerseits kann ich nicht abschlagen, ich erfülle sie gerne. Die Vorstellung, einen anderen zu enttäuschen oder gar zu verärgern, finde ich fürchterlich. Ich möchte meinen Mitmenschen um Gottes willen keine Umstände machen. Wenn ich einmal um etwas bitte, dann liefere ich meinem Gegenüber die Ablehnungsargumente gleich mit. Ich kann keine Kritik aussprechen. Mein größter Wunsch ist es, dass alle gut von mir denken und dass ich nicht durch eine unbedachte Handlung einen Betrag von meinem Sympathiekonto einbüße. Ich habe große Furcht, ein Mädchen traurig zu stimmen; wenn es gar meinetwegen weinen würde, käme ich mir wie ein Verbrecher vor.«

Das Ideal des Gut-, Brav- und Liebseins hat eine lange Tradition im christlichen Abendland und schließt immer Altruismus ein, Verzicht auf Egobedürfnisse und in der Regel auch eine gewisse Demut und ein sehr friedfertiges, das heißt unaggressives Verhalten. Wenn mir jemand eine Schelle auf die rechte Backe gibt, dann halte ich auch noch die linke hin. Der Gutmensch hat ständig seine Antennen ausgefahren, um die Erwartungen und Wünsche der anderen zu erraten und, wenn möglich, zu erfüllen. Er ist für seine Mitmenschen da; ihnen Schaden oder Schmerzen zuzufügen, bringt er nicht übers Herz.

Die Furcht vor der Wiederkehr eines Traumas

Erfahrungen mit Brutalität und Gewalt in der Kindheit können tiefe, nie vernarbende Wunden bei einem Individuum hinterlassen. Wenn ein junger Mensch einen gewalttätigen Vater hatte, der seine Frau und seine Kinder schlug und deshalb eine Atmosphäre ständiger Angst und Gespanntheit erzeugte, dann ist er für sein weiteres Dasein mit diesen Bildern des Schreckens belastet. Aber auch ein chronischer Elternzank mit eskalierenden Streitszenen, unberechenbare Wutausbrüche eines Elternteils oder furchterregende Schreiereien können ein Kind so verschrecken, dass es im späteren Leben auf jede Form von Aggression mit Zittern und Beben reagiert und selber alles vermeiden wird, um bei seinem Partner oder Gegenüber aggressive Regungen zu provozieren. Der Betreffende wird unter der Drohung einer möglicherweise aufkommenden turbulenten Auseinandersetzung sofort an seine grässliche Kindheit erinnert werden und heftige Furcht vor der Wiederkehr eines alten Traumas empfinden, weil er damals in seinem Erleben mit der Vernichtung der eigenen Existenz konfrontiert war.

In weniger schlimmen Fällen machte der Betroffene in frühen Jahren die immer wiederkehrende Erfahrung, dass Streitereien grundsätzlich destruktiv verliefen, nie eine Lösung und Befriedigung brachten, sondern immer nur verzankte, eingeschnappte, mit Liebesentzug strafende Parteien hinterließen, die lediglich ihr Gift verspritzt und tiefe Kränkungen erzeugt und die Ursprungssituation dadurch noch desolater und unentwirrbarer gemacht hatten. Auch hier wird der spätere Erwachsene gegenüber jeder Form von Aggression sehr allergisch reagieren und große Angst haben, seinen Partner zu erzürnen. Er wird die Wiederkehr der häufig so schrecklich erlebten Destruktivität mit ihrem zerstörerischen Potenzial befürchten und deshalb peinlich zu vermeiden suchen.

Angst vor dem Kontrollverlust
Als Psychotherapeut erlebt man manchmal die etwas paradox anmutende Situation, dass besonders große, muskulöse und kräftige Männer in die Praxis kommen, die einen besonders lammfrommen Eindruck machen und keiner Fliege etwas zuleide tun können. Sie sind deutlich aggressiv gehemmt und begegnen unfreundlichen Attacken ihrer Mitmenschen mit provozierender Sanftmut oder verbaler Deeskalation. Sie lassen sich von körperlich unterlegenen Artgenossen herumschubsen und beleidigen, obwohl es ihrerseits doch nur einer Pose der Stärke bedürfte, um diese Quälgeister in ihre Schranken zu weisen. Frauen gegenüber sind sie oft noch schüchterner und lassen sich nicht selten auf der Nase herumtanzen. Ihr Verhalten mutet den Beobachter erst einmal seltsam und unverständlich an, bis man …, ja, bis man wichtige Details aus ihrer Lebensgeschichte erfährt, die mit dieser Sonderbarkeit zusammenhängen. Die später so gutmütigen Bären waren als Kinder oft freche Jungs und Draufgänger von leicht erzürnbarem und aggressivem Temperament, die sich gerne und oft mit Klassenkameraden prügelten und wegen ihrer Körperkraft verschrien waren. Manchmal neigten sie zu Jähzornsausbrüchen und verpassten Altersgenossen so manche Schramme oder so manches blaue Auge. Die Betreffenden spürten ihr eigenes Wutpotenzial sehr deutlich und zu welchen aggressiven Exzessen sie in der Lage waren. In der Regel gab es für die Heranwachsenden einen kritischen Punkt oder ein besonderes Erlebnis in ihrem Dasein, wo ihr bisheriges Verhaltensmuster kippte, weil es eine zu bedrohliche Ausdrucksweise erlangt hatte. Die Betreffenden waren bei einer Auseinandersetzung zum Beispiel so in Rage geraten, so von ihren aggressiven Impulsen

überflutet, so blindwütig geworden, dass sie in einem heilsamen Erkenntnisblitz um das Leben ihres Gegners fürchteten (»Ich spürte, dass ich dabei war, ihn umzubringen!«) – und von ihm abließen. Von diesem Moment an fürchteten sie den eigenen Kontrollverlust in Bezug auf ihr unberechenbares und heftiges Aggressionspotenzial. Es setzte eine Entwicklung in die entgegengesetzte Richtung ein. Allmählich – oder manchmal auch abrupt – lehnten sie ihr eigenes gewaltbereites Temperament ab und brachten es unter zunehmender Kontrolle zum Schweigen. Seltene Durchbrüche dieser nun zurückgedämmten und gefürchteten Impulse bestärkten sie nur noch in der Gewissheit, weitere Unterdrückungsbemühungen leisten zu müssen. Als spätere Ehemänner ließen sie sich von ihren Frauen um den Finger wickeln.

Zusammenfassend lässt sich sagen, dass es allen aggressiv gehemmten Menschen äußerst schwer fällt, ihre Eheunzufriedenheit oder gar ihr Trennungsbegehren auszusprechen, da sie beide Bekundungen als eine massive Aggression erleben. Sie bringen es nicht fertig – aus den genannten Gründen –, aggressiv zu werden, und bleiben deshalb in einer Ehe, die längst gescheitert ist.

Mit diesem Punkt schließe ich meine Ausführungen über die aggressive Gehemmtheit ab und leite zu der so genannten Angstbindung über. Genau genommen könnte man die aggressive Gehemmtheit auch schon der Angstbindung und der daraus erwachsenden Fesselung des Protagonisten an seinen Partner zuordnen. Auch hier spielen ja diverse Befürchtungen eine tragende Rolle, also Angstaffekte, die einen Menschen daran hindern, bestimmte erwünschte Schritte zu wagen. Die fehlenden Handlungsmöglichkeiten der aggressiv Gehemmten erwachsen in den beschriebenen Beispielen aus einer inneren Behinderung heraus, das heißt einem Unvermögen, über den eigenen Schatten zu springen.

Bei der Angstbindung möchte ich das Gewicht auf äußere Barrieren, auf äußere Einflussfaktoren legen und nicht die persönliche Eigenart des Angstgebundenen betonen. Hier geht es um all jene Fälle, in denen eine Person ihrem Intimpartner durch ihr Verhalten so große Angst einjagt, dass dieser wie ein Kaninchen vor der Schlange hypnotisiert stillhält und irgendwelche Trennungsschritte einzuleiten überhaupt nicht wagt. In der Regel sind es Frauen, die von ihren trinkenden oder beruflich gescheiterten Männern aus dem Unterschichtbereich durch Prügelandrohung oder bereits erlebte Gewalterfahrungen zum Bleiben in einer sehr unerfreulichen Ehe gezwungen werden. Die Männer stellen ihren Frauen nach, wenn sie die eheliche Wohnung bei Nacht und Nebel verlassen haben, und holen sie mit Gewalt zurück. Sie drohen ihnen, sie überall aufzuspüren (»Ich finde dich, wo du dich auch versteckst!«) und sie gegebenenfalls zu töten (»Ich bring dich um, wenn du mich verlässt!«).

Selbst wenn es nicht zu den eben beschriebenen ultimativen Drohungen von Seiten ihrer eifersüchtigen und oft abhängigen Männern gekommen ist, so haben Ehefrauen in solchen Verbindungen immer wieder Erfahrungen von eigener Hilflosigkeit und Ohnmacht gegenüber ihren unberechenbaren und körperlich stärkeren Männern gemacht. Die Angst, was alles passieren könnte, wenn sie fortgingen, band sie wie mit Fesseln an den ehelichen Dunstkreis.

11. Kapitel

Das Unerledigte und die Hoffnung

Es gibt eine psychologische Erfahrungstatsache, die im Seelenhaushalt jedes Menschen eine Rolle spielen kann. Sie bezieht sich auf das Unerledigte, das Nicht-zu-Ende-Geführte, auf die auf halber Strecke liegen gelassene Aufgabe, das unvollendete Werk – sei es materieller oder seelischer Art. Das unerledigt Gebliebene wirkt als ein Unruheherd in Form eines Spannungspotenzials in der menschlichen Psyche. Es lässt uns keine Ruhe; wir können es nicht vergessen, eben weil es keinen Abschluss gefunden hat. Dem nicht Zu-Ende-Geführten wohnt eine Kraft inne, die auf Erledigung drängt.

Wenn wir unter diesem Gesichtspunkt die Zweiergemeinschaft eines Paares als ein sehr komplexes und gemeinsam aufzubauendes Projekt ansehen, das unzählige Facetten hat, so kann bei diesem Unternehmen vieles schief gehen, unbearbeitet, aber eben auch unerledigt bleiben. Auch hier gilt die oben beschriebene Regel. Von dem, was nicht möglich war, nicht richtig lebendig wurde, halbfertig auf der Strecke blieb, keine richtige Klärung erfuhr, geht eine auf Abschluss drängende Energie aus.

Eine ganze Palette an offen gebliebenen Fragen und Aufgaben können sich unter diesem Thema vor uns auftun:

Da wurden»Ungerechtigkeiten nicht gesühnt, Konflikte nicht gelöst, emotionale Schulden nicht beglichen, Tränen nicht getrocknet, Wut nicht ausgedrückt und verschwiegene Bedürfnisse nicht befriedigt« (D. Stiemerling,»Was die Liebe scheitern lässt«, 2000, S. 108).

So weit eine kleine Kostprobe. Sie sollte nur in die Vielfalt der Versäumnisse einführen, die wir jetzt im Einzelnen vorstellen wollen:

* *Die nicht oder nur unvollständig befriedigten und nicht ausgelebten Bedürfnisse und Wünsche in der Zweierbeziehung*
Sehen wir einmal von der so genannten neurotischen Partnerwahl und den damit verbundenen neurotischen Beziehungswünschen, die aufgrund ihrer Konstruktion unerfüllbar sind, ab. Es gibt normalerweise so

etwas wie einen unausgesprochenen Konsens darüber, was ein Ehekandidat in einer Zweierbeziehung von seinem Liebesobjekt berechtigterweise erwarten darf – ohne dass hier irgendwelche neurotischen Ansprüche eine Rolle spielen. Ich zähle einige dieser elementaren Bedürfnisse auf:

- das Bedürfnis nach emotionaler Verbundenheit, nach Intimität und Nähe, nach Geborgenheit und einer Schulter, an die man sich gelegentlich anlehnen kann;
- der Wunsch nach Zuwendung, Wärme und Herzlichkeit;
- der Wunsch nach emotionaler Sicherheit, Treue und Verlass;
- das Bedürfnis nach Fürsorge, Pflege, Trost und spendender Mütterlichkeit;
- der Wunsch nach Wertschätzung, Anerkennung und Akzeptanz, nach Geliebtwerden und selber ein Objekt zu haben, das man lieben kann;
- das Bedürfnis nach Geben und Bekommen;
- das Bedürfnis nach Haut- und Körperkontakt, nach Zärtlichkeit und Sexualität;
- das Bedürfnis nach Hilfe, Unterstützung, Parteinahme und Loyalität;
- der Wunsch nach Verständnis und Verstandenwerden, nach gegenseitiger Offenheit;
- das Bedürfnis nach Bezogenheit, nach Aufmerksamkeit, nach Spiegelung und Präsenz von Seiten des Partners;
- das Bedürfnis, versorgt zu werden, materielle Sicherheit zu haben;
- der Wunsch nach Toleranz für die eigenen Schwächen;
- der Wunsch nach gelegentlicher Führung, Lenkung und Weltorientierung;
- das Bedürfnis nach Distanz, Bewegungsfreiheit und Raum;
- das Bedürfnis nach gerechter Aufgabenverteilung, nach Verantwortungsabnahme, nach gemeinsam zu verbringender Zeit;
- das Bedürfnis nach Kindern und einer Familie;
- der Wunsch, sich trotz Gebundensein in seiner Persönlichkeit entfalten zu können.

(Den Katalog partnerschaftlicher Wünsche habe ich in verkürzter Form meinem Buch»Sehnsuchtsprogramm Liebe« entnommen, S. 17–18.)

Natürlich kann nicht jeder jeden der hier aufgezählten Wünsche befriedigen. Es kommt auf die Passung des Paares an, ob die Begehrlichkeit des einen auf den gleichsinnigen Wunsch des anderen trifft, das heißt hier eine Synchronizität der Bedürfnisse besteht. Insofern ist vorhersehbar, dass in fast jeder Zweierbeziehung irgendwelche Sehnsüchte ungestillt bleiben. Es hängt im Wesentlichen von der Reife, der Verzichtfähigkeit und -bereitschaft und der Möglichkeit der betreffenden Person ab, sich in anderen Lebensbereichen (Beruf, Hobby, Freundschaft) genügend andere Befriedigungen zu verschaffen, ob sie sich mit dem partiellen Mangel in ihrer Ehe abfindet oder weiter unaufhörlich dagegen anrennt.

Manche Menschen bewahren – trotz gegenteiliger Erfahrung – eine unerschütterliche und durch nichts zu rechtfertigende Hoffnung in ihrem Herzen, dass sie das das in ihrer Ehe bisher Entbehrte eines Tages doch noch bekommen werden, weil es ihnen doch zustünde und sie so etwas wie ein einklagbares Recht darauf hätten. Ihr Partner schuldet ihnen gewissermaßen die Erfüllung bestimmter Wünsche, und bevor er diese Bringschuld nicht eingelöst hat, kann ihn der Betreffende auch nicht ziehen lassen, das heißt, sich nicht von ihm trennen.

- *Die gestörte Balance von Geben und Bekommen;*
  das Thema Gerechtigkeit
Menschen haben in der Regel ein feines Gespür dafür, ob die Konten im Prozess des gegenseitigen Austausches von materiellen Zuwendungen und positiven Gefühlen ausgeglichen sind; ob der eine mehr gibt, als er zurückbekommt, oder ob eine gerechte Balance von Geben und Erhalten besteht. Dieses Gleichgewicht von Angebot und Gebotenbekommen spielt in jeder Ehe eine wichtige Rolle. Ist das Gleichgewicht gestört, so kommt es auf Seiten des Benachteiligten zu großer Unzufriedenheit und dem Wunsch nach Ausgleich. Worin im Einzelnen die ausgetauschten Güter bestehen, ist relativ gleichgültig, sie können auch bei erheblicher Unterschiedlichkeit gegeneinander verrechnet werden.

Die ausgezeichnete materielle Versorgung der Familie durch den Gatten und die gute Erfüllung seiner Vaterrolle wird beispielsweise unter anderem durch die Herzlichkeit und die Zugewandtheit seiner Ehefrau und durch ihre Qualitäten als hervorragende Gastgeberin und vielseitig interessierte Gesprächspartnerin vergolten und wettgemacht.

Guter Sex und Lebendigkeit können den Mann dafür entschädigen, dass seine Intimpartnerin eine kleine Schlampe ist und den Haushalt auch nur recht dürftig bewältigt. Sie kann die Arbeitslosigkeit des Ehepartners deshalb so gut verkraften, weil sein sonniges Gemüt, seine gute Laune und sein Talent zum Hausmann ein respektables Gegengewicht bildet zu ihrer Berufstätigkeit, sprich Notwendigkeit, die Familie zu ernähren.

Wenn aber im Laufe einer längeren Paargemeinschaft diese Balance von Geben und Zurückbekommen gestört ist, der Gebefreude des einen nur die egoistische Vereinnahmung der angebotenen Güter und Freundlichkeiten gegenübersteht, kommt es zu einem Gefühl tiefer Ungerechtigkeit auf Seiten des Benachteiligten. So hat zum Beispiel eine Krankenschwester ihren Freund und späteren Ehemann während seines 8-jährigen Medizinstudiums durchgefüttert und emotional unterstützt. Obwohl sie nun merkt, dass sie an einen ziemlichen Egoisten geraten ist, der in erster Linie seine Karriere und das eigene Wohlergehen im Auge hat, kann sie sich nicht von ihm trennen. Ihre jahrelangen Investitionen in den Partner und ihre gemeinsame Zukunft, verbunden mit eigenen Entbehrungen, schreien nach Ausgleich. Er schuldet ihr für die aufgebrachten Mühen und materielle Versorgung durch sie eine entsprechende Gegengabe. Sie kann ihn wegen dieses unausgeglichenen Kontostandes nicht einfach verlassen, die letzten acht Jahre unter »Verlust« verbuchen und zur Tagesordnung übergehen.

• *Das Unausgesprochene*
Das Unerledigte spielt weiterhin eine große Rolle, wenn es darum geht, was sich ein Paar im Laufe einer jahrzehntelangen (oder auch kürzeren) Ehe nicht gesagt hat, obwohl das Verschwiegene auf der inneren Bühne ihres Bewusstseins oft quälend präsent ist. Bei diesem nicht mitgeteilten Material handelt es sich in der Regel um negative Gefühle gegenüber einem Partner, also um Enttäuschungen und Wut, um den Verlust der Zuneigung oder gar um ablehnende Gefühle wie Ekel und Widerwillen, um tiefes Verletztsein, um Scham und Schuldzuweisungen, um Ausbruchswünsche oder fundamentale Unzufriedenheit mit der ehelichen Situation. Auch Probleme, die man mit dem anderen hat, Bedenken und chronische Vorwürfe können manchmal nicht ausgesprochen werden. Auf diese Weise wächst das verheimlichte Konfliktmaterial zu einem sol-

chen Berg an bzw. einer Bombe, dass ein vernünftiges Umgehen damit gar nicht mehr möglich erscheint. Entweder der Sprengstoff explodiert und droht alles in seinem Umkreis auszulöschen, oder die Person achtet peinlich darauf, den Zünder unter Verschluss zu halten und alles wie bisher unter den Teppich zu kehren. Die aus dieser Lage resultierende Dauerspannung kann sich in einer Nacht-und-Nebel-Aktion durch das plötzliche Verlassen des Partners entladen. Dann geht die Person, ohne sich auszusprechen, und lässt ihr ehemaliges Liebesobjekt ratlos zurück, das sich das Verhalten des anderen überhaupt nicht erklären kann.

In anderen Fällen aber entwickelt das emotional Unerledigte eine starke Bindungskraft und lässt den Enttäuschten nicht los. Eben weil es zwischen Mann und Frau über ganz wichtige Themen der Beziehung keine Aussprache gab, steht eine Auseinandersetzung auf dem Programm und wartet auf Erledigung. Aber bevor sie nicht stattgefunden hat, fühlt sich der Betroffene gefesselt. Die Unfähigkeit bzw. Angst, wichtige Beziehungsprobleme anzusprechen, kann verschiedene Gründe haben:

Zu Beginn einer Ehe befürchtet der Betreffende vielleicht, zu viel Porzellan zu zerschlagen, wenn er seinem Unmut Luft macht. Er hat Angst, den Bestand der Verbindung zu gefährden, weil er die destruktive Wirkung von Kritik und Ärgeräußerung überschätzt. Häufiger kommt es vor, dass einer keine Konfliktgespräche führen kann. Er fühlt sich dabei sofort bedroht oder zutiefst verletzt, fängt an zu weinen, tritt den Rückzug an in tagelanges Schweigen, läuft weg oder gerät in einen Gefühlssturm, verbunden mit einem solchen Wutgeschrei, dass der Partner vor Schreck erstarrt und in Zukunft ähnliche Szenen zu vermeiden sucht.

In all diesen Fällen erfolgt eine unangemessene Reaktion auf den Versuch einer Auseinandersetzung mit dem Ergebnis, dass der Initiator des Gesprächs eine Wiederholung solcher Situationen in der Zukunft fürchtet und ein Vermeideverhalten entwickelt. Wer für das Aussprechen unguter, die Partnerschaft betreffende Gefühle bestraft wird, lernt mit der Zeit, diese lieber zurückzuhalten. Es gibt aber noch einen anderen Mechanismus, der zu demselben Ergebnis führen kann. Ich meine die so genannte »destruktive Abwärts-Spirale«. Wenn Mann oder Frau die Erfahrung macht, dass jeder eheliche Zank über Vorwürfe, Rechtfertigungen und Schuldzuweisungen letztlich in einen Strudel unsachlicher

Anklagen, Geschrei, verbaler Faustschläge und gefährlicher Wutausbrüche mündet – ohne dass am Ende eine Lösung erfolgt, die das Vorgefallene entschärft –, dann, ja dann verkracht man sich schon am Beginn einer Beziehung oder geht in Zukunft jedem klärenden Gespräch aus dem Weg.

- *Unerledigte, weil unbefriedigte Wünsche aus der Kindheit*
In meinem Buch »Was die Liebe scheitern lässt« habe ich in dem Kapitel »Die Wahl des Elternsubstituts« beschrieben, dass manche Ehekandidaten in ihrem Partner einen Vater- oder Mutterstellvertreter suchen und gefunden haben. Sie gehen mit diesem Menschen eine Beziehung ein, um mit seiner Hilfe offen gebliebene Begehrlichkeiten und Triebansprüche aus Kindertagen nachholend und nachträglich zu befriedigen. Sie wählen dazu in Elternübertragung eben gerade das untaugliche Objekt und mühen sich im Wiederholungszwang genau wieder so vergeblich ab, das Gewünschte von ihrem Partner zu bekommen wie damals in ihrer Ursprungsfamilie. Ein inzwischen erwachsener Mensch erwartet also von seiner neuen intimen Bezugsperson die Nachlieferung all dessen, was er in seinen ersten sechs Lebensjahren im Elternhaus so schmerzlich vermisst hat. Nicht selten wollen sie auch in einem zweiten Anlauf nichtgelöste Konflikte aus frühen Kindertagen erneut bearbeiten und zu einer endgültigen Lösung bringen.

Einige Beispiele zum Thema: unerfüllte Wünsche aus der Kindheit:

So sucht sich zum Beispiel ein Individuum einen abweisenden und lieblosen Partner aus und hat nun den Ehrgeiz, diesen Eisberg zum Schmelzen zu bringen, um dann von ihm all die Liebe, Wärme, Herzlichkeit, Geborgenheit und Fürsorge zu bekommen, die es als Kind von seinen Eltern eben nicht erhalten hat.

Ein anderer geht mit dem »abwertenden und zynischen Partner« eine Ehe ein und möchte gerade von ihm Spiegelung, Zuspruch, Aufmerksamkeit, Akzeptanz und besondere Wertschätzung bekommen.

Wer eine ganze Kette von Ungerechtigkeitserfahrungen erleiden musste und nie zu seinem Recht gekommen ist, der wird im Rahmen seiner Zweierbeziehung vermehrt um Recht und Gerechtigkeit kämpfen und versuchen, sich zu rehabilitieren.

Wer häufig in seiner wahren Wesensart verkannt wurde oder gar eine negative Identität zugeschrieben bekam, der wird leidenschaftlich bestrebt sein, wenigstens mit den Augen seines Liebesobjekts als derjenige wahrgenommen zu werden, als der er sich selber sieht.

Ein Fünfter angelt sich den emotional unzuverlässigen, sprunghaften und unsteten Partner und ersehnt sich gerade von ihm die Stetigkeit der gefühlshaften Zuwendung, Treue und ein Klima der Stabilität.

Das Tragische bei all den eben geschilderten Versuchen der nachholenden Befriedigung von kindlichen Wünschen liegt darin, dass die Bedürftigen sich in Elternübertragung einen Partner auswählen, der ähnlich wie Vater und Mutter ist und das Gewünschte nicht liefert: sie also wieder gegen eine Wand rennen und relativ leer ausgehen. In dieser Situation greift nun häufig ein zweiter, nicht weniger tragischer Mechanismus: Sie können die Hoffnung nicht aufgeben, dasjenige zu bekommen, wonach sie sich so ausdrücklich sehnen. Sie wollen nicht ein zweites Mal scheitern und setzen deshalb oft wider alle Vernunft ihre Bemühungen fort, ihren Partner doch noch zu erweichen und in die gewünschte Passform zu bringen. Was ihre Zuversicht auf ein gutes Ende häufig aufrechterhält, ist die so genannte »intermittierende Verstärkung«. Das heißt: Ihr gewohnheitsmäßig karger Partner liefert ihnen in großen Abständen einen Brocken von demjenigen Gut, das sie so dringend benötigen. Diese seltenen Gaben bestärken sie dann in dem positiven Glauben, es könne mit ihrem Liebesobjekt doch noch eine befriedigende Zukunft geben. Von einem Partner, der ihnen so gut wie alles schuldig geblieben ist, können sich manche Personen nicht trennen.

• *Diverse andere offene Rechnungen*
Wer viel an Kraft, Kreativität, Zeit, Geld, Arbeit oder auch bange, sorgenvolle oder gar schmerzhafte Stunden in seine Partnerschaft investiert hat, der möchte für seine Leistungen die gebührende Anerkennung ernten, auch wenn sich eine Beziehung ihrem Ende zuneigt. Der andere soll die Verdienste seines Partners würdigen und durch Wort und Tat honorieren. Dem immer Bemühten steht ein Lohn zu für seine jahrelangen treuen Dienste. So wie »Hans im Glück« wartet er auf den Klumpen Gold, um mit diesem Schatz unter dem Arm davongehen zu können. Was ist aber, wenn der Profiteur der Beziehung seinen Partner nicht auszahlt, ihm nicht die verdiente Gerechtigkeit widerfahren lässt? Dann fühlt sich der lobenswert Tüchtige um seinen Lohn betrogen und beschließt unter Umständen, weiter auf ihn zu warten.

Wiederum ein anderes Kapitel stellen die dem Partner zugefügten Kränkungen und Schmerzen dar, die im Laufe einer längeren Ehe großen seelischen Schaden anrichten können. Da fühlt sich jemand durch die entdeckte Untreue des Partners zu Boden geschmettert und tief gekränkt; ein Zweiter leidet jahrelang unter der Trunksucht seiner intimen Bezugsperson und verbringt so manche schlaflose Nacht ihretwegen.

Ein Dritter fühlt sich immer wieder im Stich gelassen, als es ihm besonders schlecht ging und er Zuspruch und Hilfe brauchte; ein Vierter wurde über Gebühr beansprucht und als unermüdlicher Butler und Leistungserbringer missbraucht; ein Fünfter wurde von seinem Liebesobjekt immer wieder vor Freunden bloßgestellt und lächerlich gemacht; ein Sechster fühlte sich chronisch vernachlässigt und am ausgestreckten Arm emotional verhungert; dem Siebten wurde über Jahrzehnte vom anderen der Sex verweigert; eine Frau litt erbärmlich unter dem Geiz ihres Mannes, ein Mann unter der Eifersucht seiner Gattin!

In all den eben aufgeführten Fällen müsste die aufgetürmte Schuld des einen durch Wiedergutmachung gesühnt werden oder durch eine wirkliche Entschuldigung oder gezeigte echte Reue. Erst wenn der Schaden wieder einigermaßen repariert ist, kann sich der Geschädigte zufrieden geben und aus dem Gesichtskreis seines Schuldners verschwinden. Eine nichtgesühnte Schuld dagegen fesselt manche Menschen an den Verursacher dieser Schuld.

· *Die Haltung des Nicht-aufgeben-Könnens*
Manche Menschen versuchen ein Problem zu lösen, das nicht zu lösen ist. Sie haben kein Gefühl dafür, wann Aufgeben das Richtige und deshalb angesagt wäre. Es ist ja eine Illusion zu glauben, dass sich alle Ziele in einer Zweierbeziehung erreichen lassen, wenn man nur beharrlich genug am Ball bleibt. Häufig blicken diese Personen auf eine bestimmte Kindheitserfahrung zurück, die sie zu diesem Verhalten antreibt. Sie steht unter der Glaubensgewissheit:»Wenn ich nur lange genug bettle, gibt Mami nach.« Sie haben immer wieder erlebt, dass nach zehnmal »Nein« das ersehnte »Ja« gesprochen wurde, ihre Eltern also die notwendige erzieherische Konsequenz vermissen ließen.

Zum Zweiten erwähnen wir an dieser Stelle eine bestimmte charakterliche Haltung, die sich am besten mit dem Begriff »Verbissenheit« umschreiben lässt. Manche Menschen dieses Zuschnitts knien sich auch dann noch verbissen in eine Angelegenheit hinein, die längst verloren ist. Sie können einfach nicht aufgeben und sich ihr Scheitern eingestehen. Was nach ihrer Meinung nicht sein darf, das existiert in Wirklichkeit auch nicht. Auf diese Weise versuchen sie jahrelang vergeblich, aus einem miserablen Partner doch noch »die gute Mutter« zu machen, obwohl alle Indizien gegen das Glücken ihres Vorhabens sprechen. Sie wollen deshalb ihr Liebesobjekt nicht loslassen, weil das Unwahrscheinliche doch noch eintreten könnte und sie bei Abbruch ihrer Bemühungen eine Chance verpassen könnten.

12. Kapitel

Die Grundhaltung des Zweifels und die mangelnde Entschlossenheit

Der Zweifel ist eine von Gefühlen getragene Konfliktlage, die all das, was wir glauben erkannt zu haben, wieder in Frage stellt und in das Licht der Unentschiedenheit rückt. Sein Gegenteil ist die »Überzeugung«. Sie vermittelt uns die Gewissheit, dass das, was uns die Einsicht beschert hat, auch richtig ist. Menschen können an allem zweifeln: an der Welt, an ihrem Partner, an ihrer Ehe und an sich selbst. Sie wissen dann nicht, ob ein Urteil über ihr Liebesobjekt zum Beispiel oder über eigene Charakterzüge, Ansichten und Verhaltensweisen zutreffend oder falsch ist. Ihnen fehlen die Maßstäbe, Vergleichsmöglichkeiten und auch die Fähigkeit, eigene Wahrnehmungen auf ihren Wahrheitsgehalt hin richtig einzuschätzen. Mitunter mündet ihre Zweifelssucht in wahre Grübel-Orgien: Alles wird auf den Prüfstand gestellt, bedacht und wieder verworfen.

So fragen sie zum Beispiel nach der Berechtigungsbasis ihrer ehelichen Unzufriedenheit, wähnen sich im Recht und stellen es gleich wieder in Frage.

»Bin ich eine gute Ehefrau oder nicht?«, fragt sie zweifelnd.

»Hab ich Grund, mich gründlich zu beschweren über meine Frau, oder führen wir eine ganz normale Ehe mit ihren Höhen und Tiefen?«, fragt er sich.

»Bin ich zu anspruchsvoll, oder lasse ich mir zu viel gefallen?«

»Bin ich zu empfindlich, zu schnell und zu Unrecht verletzt, oder bin ich tatsächlich mit einem groben Klotz verheiratet?«

»Muss für mich der Traummann erst noch gebacken werden, der mich restlos zufrieden stellen kann, oder habe ich tatsächlich allen Grund, in meiner jetzigen Partnerschaft verzweifelt zu sein?«

»Bin ich es, der zu wenig einbringt, ungeduldig und intolerant ist, zu wenig Verständnis für den anderen aufbringt, zu wenig lieb und fürsorglich ist, den anderen zurückstößt, ihn umerziehen will, zu wenig Abwechslung und Anregung bietet, zu langweilig in der Sexualität ist, die

Bemühungen des anderen nicht genügend lobt und würdigt, zu wenig Wertschätzung und Akzeptanz ausdrückt – oder ist es mein Partner – oder sind wir es beide – oder läuft alles so gut und schlecht wie in den meisten Ehen?«

»Wird es mir in einer neuen Ehe besser gehen, werde ich dort aufblühen und wieder richtig leben können, oder wiederholt sich dasselbe Spiel von Unzufriedenheit und Frustration wie bereits gehabt? Ist jeder Neubeginn nur eine Illusion?«

Der zweifelnde Mensch kommt zu keinem abschließenden Urteil, kann seine Situation nicht klären und verharrt deshalb zwischen Ja und Nein, Richtig und Falsch.

Wenn sich die Zweifel aber nicht auf die Einschätzung der ehelichen Lage, sondern auf die Berechtigung der eigenen Ausbruchswünsche beziehen, dann haben wir es mit einer Person zu tun, die grundsätzlich Angst hat vor ihren lebendig-expansiven, spontanen und den Eigenwillen ausdrückenden Impulsen. Menschen dieses Zuschnitts konnten sich schon in frühen Jahren nie unbefangen ihren spontanen Regungen überlassen und sie ausführen, sondern mussten sie immer schon mit einem Übermaß an Selbstkontrolle einschränken und auf diese Weise oft ersticken. Ihr grundsätzlicher Zweifel, »ob sie etwas dürfen oder nicht dürfen«, geht auf den Ur-Zweifel des von den Eltern eingeengten und mit Drill und Verboten überhäuften Kindes zurück:»Darf ich ich selbst sein und tun, was ich will – oder muss ich gehorchen und auf meine eigenen Impulse verzichten, also: muss ich ›gut‹ oder darf ich ›böse‹ sein, bzw. ist das, was ich tun möchte, gut oder böse?« (F. Riemann, 1961, S. 83)

Hier taucht also die grundsätzliche Frage auf, ob eine Person einen eigenen Willen haben und ihn durchsetzen darf (zum Beispiel den Partner verlassen), oder ob ihr Eigensein etwas Böses und deshalb verwerflich ist. An dieser Stelle taucht – wie wir sehen – eine moralische Kategorie auf.

Abschließend müssen wir uns noch kurz dem Charakterzug der so genannten Unentschlossenheit widmen. Der Unentschlossene hat zwar ein negatives Urteil über seine Ehe gefällt, er weiß aber nicht, ob er es vollstrecken soll. Er bleibt im Zustand der Entschlussunfähigkeit stecken und kann sich nicht entscheiden, ob er zur Tat schreiten soll oder nicht. Sollte er sich aber doch eines Tages zu einer Konsequenz durchringen und Schluss machen wollen, dann besitzt seine Entscheidung keine »Endgültigkeit und Unwiderrufbarkeit« (Ph. Lersch, 1952, S. 465), um sie endlich in praktisches Tun überzuführen. Der Entschluss wird revidiert, der Wankelmütige schwankt wie ein Halm im Wind, macht sein Vorhaben wieder rückgängig, um bei nächster Gelegenheit einen neuen Anlauf zu nehmen, der wieder im Sande verläuft. Am Ende bleibt alles beim Alten.

13. Kapitel

Die resignative Selbstaufgabe

Wie im ersten Kapitel bereits ausgeführt, kann eine desolate Ehe bei einem der Teilnehmer eine emotionale Abwärtsspirale in Gang setzen, an deren Ende ein beschädigter Mensch steht. Alles, was einmal positiv an einer Person war: ihre Lebensfreude, ihre Zuversicht, ihr Tatendrang, ihr gutes Selbstbewusstsein, das freundliche Zugehen auf ihre Mitmenschen oder die Zufriedenheit mit ihrem eigenen Wesen und Selbstbild, gerät dann in den Sog dieses negativen Trends und wird zerstört. Sie verliert ihre Kraft zum Widerstand und kann sich einen Neubeginn aus eigener Initiative heraus nicht mehr vorstellen. Es kommt zu dem, was man die »resignative Selbstaufgabe« nennt. Der Betroffene ergibt sich in sein Schicksal und lebt fortan unter seinen Möglichkeiten, das heißt auf einem niedrigeren seelischen Existenzniveau als vor der Ehe. Diese Konstellation treffen wir gehäuft unter den depressiven Charakteren an. Ihre depressive Anspruchslosigkeit, die manche von ihnen auszeichnet, verhindert dann auch, dass sie sich – dermaßen in die Enge getrieben – gegen ihr Los aufbäumen und alles unternehmen, den eigenen Abstieg in die eheliche Ödnis zu verhindern. Der Depressive hat vielleicht sogar das Gefühl, nichts Besseres verdient zu haben, und richtet sich deshalb in seinem Elend recht und schlecht ein. Da er sowieso wenig vom Leben erwartet bzw. die Überzeugung hat, dass ihm eigentlich nichts von den Glücksgütern dieser Erde zusteht, findet er sich schließlich mit seiner Situation ab.

Einer letzten Variante aus der hier zu besprechenden Kategorie begegnen wir in jenen Personen, für die Liebe und Beziehung von vornherein mit seelischem Schmerz gekoppelt ist.

Im Buch »Sehnsuchtsprogramm Liebe« habe ich es so formuliert: »Eine unbefriedigende und leidschaffende Liebesbeziehung kann von einem – durch lieblose Beziehungserfahrungen in der Kindheit vorgeprägtem – Individuum als das Normalste von der Welt angesehen werden. Der Betreffende ist schlicht und einfach daran gewöhnt, ›dass Liebe wehttut‹!«

114

Leiden ist gewissermaßen die Eintrittskarte, besser, das Opfer, das man erbringen muss, um ein bisschen Zuneigung und Akzeptanz zu erfahren. Der an Kummer und Schmerz adaptierte Mensch wählt den »vertrauten Schrecken«, da er sich in solchen Situationen heimisch fühlt und sich entsprechend orientieren kann. Er findet sich mit dem Schrecken ab, hofft aber im Geheimen, dass er durch eigene Anstrengungen seinen Partner und damit auch die Beziehung zum Positiven verändern kann.

Susan Forward (1986) hat in ihrem umfangreichen Werk »Liebe als Leid« unter anderem die häuslichen Situationen und das Erziehungsklima von Kindern beschrieben, die als spätere Erwachsene oben genannte Überzeugung verinnerlicht haben. Ich will, mit eigenen Worten, nun sechs dieser psychopathogen wirkenden elterlichen Milieus beschreiben:

- Der Protagonist (»Liebe ist – wenn es wehtut«) hat als Kind die zerrüttete Ehe seiner Eltern hautnah miterlebt und am Schicksal seiner unglücklichen, oft in Tränen aufgelösten Mutter mitleidend teilgenommen. Die Mutter hat ihrer Tochter suggeriert, dass Männer ihre Frauen unterjochen und als Sexualobjekt benutzen. Ehe und Sexualität wurden als Jammertal dargestellt.

- Die Mutter hat einerseits sehr überschwänglich von ihrer großen Liebe zu ihrem Kind gesprochen, sich aber gleichzeitig uneinfühlsam, lieblos, selbstbezogen und desinteressiert ihm gegenüber verhalten. Das Kind fühlte sich an der Seite dieser Frau recht einsam, unglücklich und unverstanden, und das trotz der viel gepriesenen Liebe, von der es so wenig spürte. In wesentlich verschärfter Form finden wir diese Konstellation bei Müttern, die ihr Kind ablehnen oder gar hassen und die ihren Hass aber – im Sinne einer Reaktionsbildung – hinter Liebesbeteuerungen verstecken. Das Kind spürt die Ablehnung der Mutter, wird aber durch deren gegenteilige Schwüre in seiner Orientierung total verwirrt.

- Wenn das Kind Vater und Mutter gegenüber die Elternrolle übernehmen musste, sie stützen, pflegen, bemuttern, ihnen Trost spenden, für gute Laune sorgen musste, dann war es ihm nicht möglich, sein »wahres Selbst« zu entwickeln. Es war gezwungen, die eigenen Bedürfnisse und Interessen zu verleugnen. Es musste sich für Vater und Mutter abschuften. Das bisschen Zuwendung, das es dafür be-

115

kam, war entsprechend teuer erkauft. Für dieses Kind ist Liebe: »wenn man sich im Dienst für andere aufreibt, sich selbst aufgibt und sich ausbeuten lässt«.

- Sohn oder Tochter wurden als Kinder verletzt, geschlagen oder gedemütigt. Das erzeugte Schuldgefühle bei ihren Eltern. Als Wiedergutmachungsleistung erhielten sie dann von ihnen grobe Zärtlichkeiten, oder sie wurden sporadisch mit Geschenken überschüttet. In eine insgesamt harte und lieblose Kindheit waren kleine Inseln der Verwöhnung eingestreut.

- Das Kind war unberechenbaren Stimmungsschwankungen von Seiten seiner Mutter oder seines Vaters ausgeliefert. Es wurde je nach Laune mal geschlagen, mal geküsst, mal zusammengebrüllt und genauso unvorhersehbar gestreichelt und liebkost.

- Das Kind war Opfer von sadistischen Spielen: Es wurde geärgert, bis es weinte; ausgelacht, bis es sich vor Scham in ein Mauseloch verkriechen wollte; ihm wurde Angst bemacht, bis es Panik bekam – und dann wurde es in den Arm genommen, getröstet oder mit Zärtlichkeiten überschüttet. Es war einem Wechselbad von Gefühlen ausgesetzt.

Alle eben beschriebenen familiären Umwelten lassen einen Zusammenhang zwischen Elternliebe und Leidenserfahrungen erkennen. Für die betroffenen Kinder bleibt beides assoziativ verknüpft und sie wundern sich später nicht, dass »Liebe wehtut!« Sie haben es ja nie anders erlebt.

Ein abweisender, egoistischer, abwertender, unter Umständen sogar sadistischer Partner bietet dem Depressiven durch seine Unberechenbarkeit, karge Emotionalität und seine aggressiven Attacken ein altbekanntes Beziehungsmuster. Ein bestimmtes Leidensquantum ist unter diesen Voraussetzungen sicher, der »vertraute Schrecken« garantiert. Trotzdem: Der Depressive genießt seine seelische Not nicht in masochistischer Weise. Er kann sich bloß nicht vorstellen, dass eine Beziehung auch anders, das heißt befriedigender, schöner und von gegenseitiger Zuneigung getragen sein kann, als es die seine ist. Der in resignativer Selbstaufgabe verharrende Mensch wird es nicht fertig bringen, seine sehr unbefriedigende Ehe aufzugeben. Er hat sich ja bereits in sein Schicksal gefügt.

14. Kapitel

Die Hassbindung

14.1 Einführung in das Thema

Am 21. Juli 2003 strahlte die ARD unter der Serienüberschrift »Familientragödien« die Sendung »Die Rache von Uelzen« aus. In diesem Fernsehbeitrag wurde über das Schicksal einer Mutter berichtet, die drei Kinder von ihrem Mann hatte, sich dann aber scheiden ließ, um einen Verehrer zu heiraten, weil der »so charmant war und so strahlende Augen« hatte. Von dieser zweiten Ehe versprach sie sich offenbar ein lang ersehntes Lebensglück. Zu ihrer großen Enttäuschung entpuppte sich der Gatte Nummer 2 als ein Haustyrann, Trinker und Schläger, der Mutter und Kinder in einen permanenten Alarmzustand versetzte. Er verprügelte seine Familienangehörigen regelmäßig und setzte sie diversen Gewalttaten aus. Nachdem seine Frau zum dritten Mal wegen brutaler Misshandlungen ins Krankenhaus eingeliefert werden musste, verfügte das Gericht eine räumliche Trennung des Ehepaars. Der Vater bezog eine eigene kleine Wohnung. In der Folgezeit besuchte die Mutter ihren brutalen Ehemann täglich einmal, zusammen mit den Kindern, obwohl sie wusste, dass der Mann ihre älteste Tochter fortlaufend sexuell missbrauchte.

Der Kommentar in der Fernsehzeitung: »Um ihre Kinder und sich selbst vor weiteren Gewalttaten ihres Mannes zu schützen, griff Maria M. zum Messer – und stach 51 mal zu. Das Gericht erkannte auf Notwehr und sprach die Frau frei.«

Was neben der dargestellten Schreckensherrschaft dieses Mannes und dem abschließenden blutigen Geschehen das Entsetzen und die Ratlosigkeit der Zuschauer noch vermehrte, das war das Verhalten dieser Frau, bevor es überhaupt zu dieser Tat kam.

Maria M. besuchte den Ehegatten täglich, und zwar ohne erkennbaren äußeren Zwang, und das, obwohl sie um die Leidensgeschichte ihrer sexuell missbrauchten Tochter wusste und obwohl ihr immer wieder

Prügel drohten und auch verabreicht wurden. Den psychologisch Unkundigen blieb auch nach der Sendung dieses Rätsel unerklärt und unbegreifbar.

Wie kann eine Mutter die eigene Tochter freiwillig zur Schlachtbank führen und sich selber in regelmäßigen Abständen Gewalt antun lassen ohne zwingende Notwendigkeit? Wieso nimmt jemand ein Martyrium jahrelang auf sich, ohne dabei masochistisch zu sein?

Der eben kurz angesprochene Fall Maria M. wird erst im abschließenden Beitrag zu diesem Kapitel ausführlich behandelt. Seine einleitende Erwähnung soll den Leser lediglich darauf vorbereiten, wie kompliziert die seelische Motivlage bei einer Hassbindung sein kann.

In diesem Beitrag will ich insgesamt fünf Konfliktlagen mit den zugehörigen Verhaltensmustern beschreiben, die alle um das Thema Hass kreisen und den wutgeladenen Protagonisten an seinen Partner binden.

Diese fünf Themen heißen:
- Hassabfuhr auf Raten
- der rachsüchtige Triumph
- der Täter als Objekt von Schuldzuweisungen
- Racheimpulse provozieren Verlustangst
- die Folgen brutaler Gewalterfahrung: eine hoch spezifische Überlebensstrategie (Maria M.).

14.2 Hassabfuhr auf Raten

Zuallererst sei eine allgemeine Feststellung erlaubt, nämlich die, dass Hass bindet.

Die unausgelebte Wut auf eine bestimmte Person rückt eben diese Person in das Zentrum meiner Aufmerksamkeit. Sie ist mir das Gegenteil von gleichgültig. Ich muss dauernd oder häufig an sie denken, oder sie besetzt wie eine Riesenkrake die Bühne meines Bewusstseins. Ich kann sie nicht einfach abschütteln und zur Tagesordnung übergehen, sie vergessen oder verdrängen. Ich stehe wie unter elektrischer Spannung, beiße die Zähne zusammen oder balle die Fäuste. Ich sehe ihre schreckliche Physiognomie vor meinem inneren Auge. Hass ist Energie, und diese Kraft bindet mich mit einem dicken Seil an den Adressaten meines

Hasses. Solange diese Energie wie ein Mühlrad in meinem Kopf kreist, kann ich den gemeinten anderen auch nicht fahren lassen. Feindseligkeit drängt auf Entladung. Das eigentliche Ziel jeden Hasses ist es, das Objekt, auf das er sich richtet, auszulöschen. Die häufigste Art, mit diesem Affekt umzugehen, ist das Sinnen auf Rache und ihr Vollzug. Mindestens zwei Drittel aller Wildwestfilme leben von diesem Motiv. Da ist jemandem ein schreckliches Unrecht angetan worden, und nun ist es die Aufgabe des Helden, dieses Unrecht zu rächen. Er scheut auch die schlimmsten Strapazen nicht, ja wagt selbst sein Leben, um der Gerechtigkeit zum Sieg zu verhelfen. Der Motor, der ihn antreibt und diese ungeahnten Kräfte in ihm mobilisiert, ist Hass.

Im Augenblick erleben wir die weltweite Renaissance dieses Affekts, und zwar im Gewand des Terrorismus. Da sprengen sich junge Menschen in die Luft, nur um andere mit in den Tod zu reißen. Es wäre ein großer Irrtum anzunehmen, dass dieses machtvolle Gefühl in gescheiterten Ehen keine Rolle spielen würde. Auch hier treibt es sein Unwesen und kettet Menschen aneinander, die lieber getrennt voneinander leben sollten. Aber eines muss gesagt werden: In den meisten Fällen ist es hier der unausgelebte, nur spurenweise zugelassene oder fast vollständig verdrängte Hass, der diese Bindekraft entwickelt. Insofern unterscheidet sich der im Hass gebundene Ehepartner von einem Wildwesthelden oder Terroristen eben gerade dadurch, dass er seinen Gefühlen keinen freien Lauf lässt.

Ich untersuche in diesem Beitrag allerdings nicht, wie dieser Hass im Laufe einer Beziehung entstanden ist und sich zu einer respektablen Größe aufgebaut hat. Seine Entstehungsgeschichte kann objektive Gründe haben und einfach die Summe brutaler Beziehungserfahrungen widerspiegeln; zum anderen entsteht Hass aber auch auf der Basis einer ganz subjektiven Erlebnisperspektive und hat sehr viel mit den lebensgeschichtlichen Vorerfahrungen des Opfers zu tun und damit, wie leicht und intensiv verletzbar ein Mensch ist und wie illusionistisch hoch und deshalb unerfüllbar seine Erwartungen an den Partner sind.

Ist erst einmal ein bestimmtes Wutpotenzial aufgebaut, dann kann der »Feind« nicht einfach aus dem eigenen Leben (durch Trennung) verbannt werden, weil ja noch eine unbeglichene Rechnung existiert, die auf Ausgleich wartet. Zum anderen lässt sich dieses Problem auch nicht durch einen spektakulären Racheakt aus der Welt schaffen, weil das Opfer zu diesem Schritt nicht fähig ist. Wie also könnte unter diesen Umständen eine halbwegs befriedigende Lösung aussehen? Die Erfahrung lehrt, dass in diesen Fällen das Opfer bei seinem Peiniger bleibt, um ihm – über viele Jahre verteilt – in Form kleiner Racheakte das Leben zu vermiesen. Die fällige Abrechnung wird nicht in einer einzigen Strafaktion vollzogen, sondern in vielen kleinen.

So bleibt zum Beispiel eine Frau bei ihrem trinkenden und schlagenden Ehepartner, um sich an seinem unaufhaltsamen Abstieg und körperlichen Verfall zu weiden. Eine andere Frau harrt bei ihrem tyrannischen Mann aus, obwohl er sie laufend entwertet und »mit anderen Weibern betrügt«, und wartet in fast masochistischer Duldsamkeit auf den Tag, wo er alt und gebrechlich wird, seine Körperkraft und Stärke verliert und auf ihre Hilfe und Pflege angewiesen ist. Jetzt quält sie ihn mit emotionaler Kälte, isoliert ihn von der übrigen Welt und errichtet speziell für ihn eine kleine Privathölle. Sie »überhört« sein nächtliches Rufen, sie lässt ihn ungebührlich lange »in Kot und Urin« schmoren, sie verweigert ihm erbetene Gefälligkeiten, sie versetzt ihm schmerzhafte Buffe beim Umbetten und äußert mit brutaler Offenheit, wie sehr sie sich auf sein Verrecken freue. Er sieht sich den Feindseligkeiten einer Hexe ausgesetzt, von der er mit Bestürzung wahrnimmt, dass sie seinen frühzeitigen Tod im Auge hat. Und keiner kommt ihm zu Hilfe und rettet ihn aus ihren Klauen.

In der Regel sind es Frauen, die den eben beschriebenen Weg gehen, weil sie infolge finanzieller Abhängigkeit, körperlicher Unterlegenheit, fehlendem Selbstbewusstsein und Angst ihr halbes Leben an der Seite eines Tyrannen ausharren mussten, solange dieser Macho oder Pascha Gewalt über sie hatte. Erst wenn dessen Kräfte schwinden, können sie als Hauptdarsteller die Bühne der Ehe betreten und sich für ihre Unterdrückung rächen. Erst jetzt kann ihr aufgeschobener Selbstbehauptungswille zum Zuge kommen.

Eine Patientin von mir brach in Hohngelächter aus, als ich mich über ihr Festhalten an einer gescheiterten Ehe wunderte.

»Das könnte dem Kerl so passen«, sagte sie, »dass ich ihn jetzt freigebe. Der nimmt sich ne junge Braut und macht Highlife. Und ich, die ich ihn ein Leben lang unterstützt und gefördert, seine seelischen Krisen abgefedert, seine Fremdgänge verziehen, seine drei Kinder großgezogen habe und ihm immer eine aufopferungsvolle Ehefrau gewesen bin – ich gucke in die Röhre. Nein, so einfach mache ich es ihm nicht. Jetzt muss er mich bis ans Ende seiner Tage ertragen und ich werde ihm sein Leben gewiss nicht süß machen.«

Der hier beschriebene Modus, nämlich »Rache auf Raten«, ist weit verbreitet und wird in erster Linie vom schwachen Geschlecht praktiziert. Diese zeitlebens unterdrückten und gequälten Frauen verschaffen sich ein spätes Vergeltungsglück, wenn der Tyrann von einst wie ein morscher Baum in die Knie geht, seine Macht von einst verliert und sie nun den Schauplatz der Familie betreten. Es gibt aber auch noch sublimere Mittel, den gehassten Ehepartner lebenslang abzustrafen, selbst in einer Zeit, da er noch nicht gebrochen ist.

Ich nenne:

- Sich mit den Kindern gegen den bösen Elternteil verbünden und ihm auf diese Weise die Intimität der familiären Nestwärme entziehen;
- nach außen angepasst und gehorsam sein, aber ihm jede Form positiver Emotionalität verweigern;
- den anderen ständig sexuell frustrieren durch eigenen Rückzug bzw. sexuelle Verweigerung;
- Flucht in die Krankheit, auf diese Weise Rücksichtnahme erzwingen und ihm notgedrungenermaßen Mehrarbeit aufladen;
- den gehassten und tyrannischen Partner moralisch ins Unrecht setzen, seine Verwandten, Nachbarn, Freunde und Arbeitskollegen gegen ihn einnehmen, ihn auf diese Weise ausgrenzen und ihn somit zur Zielscheibe öffentlicher Anklage machen.

14.3 Der rachsüchtige Triumph

Es gibt Ehepartner, die zeitlebens in einen Macht- und Konkurrenzkampf verstrickt sind und die nicht voneinander lassen können, bevor nicht einer von ihnen geschlagen am Boden liegt. Zwischen ihnen existiert seit langem keine Liebe mehr. Im Gegenteil: Sie hassen einander und sehen nichts lieber, als den anderen zu besiegen und ihm den Stempel der eigenen Überlegenheit aufzudrücken. Es geht ihnen darum, den Beweis der eigenen Stärke und den der eigenen Superiorität auf dem

Gebiet der jeweils konkurrierenden Begabung (zum Beispiel: Wer ist der bessere Pädagoge, der bessere Jurist, der bessere Architekt, der größere Lebenskünstler, der Beliebtere im Freundeskreis) zu erbringen. Offenbar drückt sich in diesem Kampf ein existenziell wichtiges Bedürfnis aus. Es dem anderen zu zeigen, dass man selbst der Mächtigere und Bessere ist, hat für beide eine enorme Bedeutung. Beide sind narzisstisch sehr bedürftig und verletzbar. Ihr sehr labiles Selbstwertgefühl verlangt nach ständiger Stabilisierung durch den Triumph errungener Siege. Dabei können sie das Recht des anderen auf Wertschätzung nicht anerkennen. Nur wenn der Partner niedergerungen und dann in den Staub getreten worden ist, können sie sich an der eigenen Größe wirklich erfreuen.

In der Regel handelt es sich bei den hier vorgestellten Streithähnen um Partner auf gleicher Augenhöhe, die in Vitalität, Temperament und Intelligenz ebenbürtig sind. Da hier ein ausbalanciertes Kräfteverhältnis herrscht, wogt der Kampf hin und her, sieht mal den einen, dann wiederum den anderen auf dem Siegertreppchen, ohne dass es zu einer endgültigen Entscheidung zwischen ihnen käme. Wenn beide vom vielen Streiten ausgezehrt und müde sind, schweigen aus Erschöpfung die Waffen für eine kürzere Zeit, um bald darauf wieder in Aktion zu treten. Ihrem Fight wohnt aber nichts Spielerisches inne, er wird verbissen geführt und trifft regelmäßig unter die Gürtellinie. Im Grunde geht es darum, den anderen auszulöschen, um sich auf diese Weise ein eigenes Lebensrecht zu erwerben. Ihr Streben nach überlegener Macht soll die ständig lauernden Gefühle der Ohnmacht und Hilflosigkeit angesichts eines viel stärkeren, ja lebensbedrohlichen Gegners beschwichtigen. Ihr brennender Wunsch, der Beste zu sein, soll ihre ständig präsenten Zweifel an ihrer Begabung und letztlich am Wert ihrer Person zum Schweigen bringen. Ihr Partner ist nicht nur ein schlichter Konkurrent, der ihnen vielleicht eine Nase voraus sein könnte, sondern er ist jemand, der ihnen die eigene werthafte Existenz bestreitet und der sie auf diesem Wege auslöschen kann. Und weil er ihm/ihr – letztlich und symbolisch gesehen – nach dem Leben trachtet, wird er zutiefst gehasst und muss seinerseits unschädlich gemacht, das heißt besiegt werden.

Es leuchtet ein, dass Paare, die auf der Konfliktebene miteinander verstrickt sind, nicht voneinander lassen können. Eine Trennung erscheint ihnen unmöglich, solange der angestrebte rachsüchtige Triumph über den anderen nicht gelungen ist.

Sich im »Modus des Unentschieden« zu trennen, hieße ja, die lebenswichtige Frage unbeantwortet zu lassen, ob man selber ein wertvoller, durchsetzungsfähiger, akzeptabler und damit liebenswerter Mensch sei. Infolge bedrückender Kindheitserfahrungen konnten sie sich diese Frage nie selber beantworten. Sie selbst wurden in jungen Jahren unterdrückt und unter die Knute eines starken fremden Willens gestellt, sie erfuhren wenig Spiegelung und Akzeptanz und Liebe, lernten aber zu hassen. Im späteren eigenen Partner wollen sie auch eine lieblose, sie quälende Elternfigur nachträglich niederringen und ihr triumphierend vor Augen führen: »Sieh her, ich bin stärker und besser als du! Begreife jetzt, dass du mir zu Unrecht meine Qualitäten abgesprochen hast!«

14.4 Schuldzuweisungen an das Hassobjekt

Im vorliegenden Fall dient der Partner als Prügelknabe und als Zielscheibe für den Hass des Protagonisten. Die verteufelte Ehehälfte ist längst nicht so schlecht und frustrierend, wie sie in den Augen des angeblichen Opfers erscheint. Sie hat zwar ihre Ecken und Kanten, ihre Schwächen und Fehler, ihre die Paargemeinschaft beeinträchtigenden Defizite – aber im Grunde ist sie ein Mensch wie du und ich. Sie hat den Hass nicht verdient, der offen oder verdeckt an ihre Adresse gerichtet ist. Er, der Hass, ist auch nicht das Produkt einer zerrütteten Ehe, gewissermaßen im Laufe demütigender und entbehrungsreicher Ehejahre durch Verletzungen und Lieblosigkeiten angesammelt. Die hier zu Tage tretende Feindseligkeit wurde vom Protagonisten mit in die Ehe eingebracht, sie entstammt einer sehr gestörten und beeinträchtigten Kindheit, egal ob es sich um die Neidwut des Borderliners, die narzisstische Wut des Frühgestörten oder die Enttäuschungswut des Depressiven handelt.

In der Regel verkörpert der Ehepartner einen gehassten Elternteil, also dessen Stellvertreter, ohne dass dem Betreffenden diese Verschiebung bewusst sein muss. So kann zum Beispiel der Protagonist von dem Drang beseelt sein, die Enttäuschungen an seiner Mutter zum zweiten Mal an seinem Partner zu wiederholen und sich die Bestätigung zu verschaffen, dass seine Frau eine unwerte und schreckliche Person ist. Dass er krank oder trunksüchtig oder arbeitslos ist, liegt dann an ihrem Verhalten. Er kann die Schuld an seinem gescheiterten Leben nun seiner Partnerin aufladen und sich selber als »armes Schwein« erleben, das im

Genuss des Selbstmitleides schwelgt. Indem er seiner Ehefrau sein Scheitern ständig vor Augen hält und sie dafür verantwortlich macht, gelingt
es ihm auch noch, sein Rachebedürfnis auszuleben, was ja ursprünglich
seiner primären Bezugsperson galt. Natürlich kann er seine Partnerin
aus dieser Rolle nicht entlassen. Er benötigt die immer wiederholte Bestätigung:»Du bist schuld, dass es mir so schlecht geht.«Er braucht jemanden, dem er die Schuld für seine verkrachte Existenz aufladen kann.
Auf diese Weise entlässt er sich aus seiner Eigenverantwortung und hat
auch keine Probleme mit dem sonst aufkommenden Selbsthass.

Im Extremfall ist der Protagonist dringend auf den Ehepartner als
Hassobjekt angewiesen, um seine eigenen unentschärften archaischen
Aggressionen loszuwerden, die sich sonst gegen die eigene Person rich-
ten und diese vernichten würden (Selbstmordgefahr).

14.5 Rache-Impulse provozieren Trennungs- und Verlustangst

Im Laufe meiner 36-jährigen Tätigkeit als Diplompsychologe, Paarthe-
rapeut und Psychoanalytiker hat sich mir bei der Analyse schwieriger
Ehen sehr häufig folgende Paardynamik gezeigt:

Ein Mann oder eine Frau gehen mit erheblichen Vorbehalten in eine
Paargemeinschaft. Sie sind auf das andere Geschlecht nicht gut zu sprechen, ja, können eine gelinde Feindseligkeit und ihr Misstrauen in Bezug
auf die Möglichkeit von Wohlwollen und Zuneigung nur mühsam unterdrücken. Andererseits schleppt er oder sie ein riesengroßes Paket an
Liebeswünschen, Zärtlichkeitsbedürfnissen und auf den Partner gerichtete Sehnsüchte mit sich herum (Fürsorge, Geborgenheit, Sex, Verständnis, Unterstützung, Akzeptanz, Wertschätzung etc.). Sie fühlen sich vom
anderen Geschlecht angezogen, aber aus Angst vor Enttäuschungen geben sie sich eher reserviert und neigen bei ersten Missverständnissen zu
emotionalem Rückzug. In einer Ehe kommt es schnell und leicht zu gegenseitigen Frustrationen, zumal wenn eine erhöhte Verletzungsbereit-
schaft vorliegt. Er oder sie verhält sich dann aggressiv, kühl-distanziert
und ist das Gegenteil von liebevoll-spendend. Die Enttäuschung der eigenen Liebesbedürfnisse weckt aber Wut und Rache-Impulse. In eigenen Fantasien wird der Partner geschlagen, ins Wasser oder aus dem
Fenster geworfen. Das Gewahrwerden der eigenen Destruktivität löst bei

seinem Träger einen gelinden Schock aus; er malt sich aus, was wäre, wenn er seine Rachegedanken in die Tat umsetzen würde. Ihm wird klar: »Ich zerstöre die Person, die ich eigentlich lieben möchte.«

Die Konsequenzen seines möglicherweise destruktiven Verhaltens mobilisieren seine – bereits in der Kindheit erworbenen – Verlustängste. Plötzlich steht er allein da, verlassen von aller Welt. Panik erfasst ihn. Er muss das Ruder herumwerfen und das Befürchtete verhindern. Aus dieser Angst heraus beginnt er, um die Gunst seines Partners zu werben, obwohl er gleichzeitig ärgerlich darüber ist, dass er es ist, der wieder einlenkt, der die Initiative zur Versöhnung ergreift und dem anderen sein Fehlverhalten nachsieht. Er tritt sogar als Bittsteller auf, um die Sprödigkeit des Partners zu erweichen. Aber während er lächelt und buhlt und dem anderen Gutes tut, wurmt ihn seine Angewiesenheit auf die Liebe seiner Frau/ihres Mannes und sein/ihr Zu-Kreuze-Kriechen. Trotzdem muss er/sie alles tun und nichts unversucht lassen, um sein/ihr Liebesobjekt zurückzugewinnen. Je mehr sich der Partner aber gegen die Liebesangebote streubt und sich entzieht, desto wütender wird der Werbende. Seine destruktiven Impulse provozieren seine Verlassenheitspanik und verstärken am Ende dieser Reaktionskette sein Anklammerungsverhalten. Es entsteht die paradoxe Situation, dass ein frustrierter Mensch, statt den Urheber seiner Not aggressiv zu attackieren, wegzustoßen oder zu verlassen, ihn stattdessen liebevoll umgarnt und festhält.

Ein Patient: »Ich klammere mich an, um meine eigenen zerstörerischen Impulse zurückzudämmen.«

14.6 Die Folgen brutaler Gewalterfahrungen Maria M.: Eine hoch spezifische Überlebensstrategie

Im nun letzten Abschnitt über die Hassbindung soll uns das Leben von Maria M. beschäftigen, das heißt die Psychodynamik ihres Erlebens und Verhaltens in der Ehe mit einem brutalen und schlagenden Mann. Ihr Schicksal steht stellvertretend für all jene Frauen, die von ihren Männern misshandelt werden, trotzdem bei ihnen bleiben, gelegentlich zwar in Frauenhäuser flüchten, in der Regel aber zu ihren Peinigern zurückkehren. Für den psychologischen Laien ist die Handlungsweise dieser

Opfer nicht nur unverständlich, sondern auch höchst befremdlich. Wie kann ein Mensch, der ständig jenseits der Grenze des Zumutbaren dahinvegetiert und immer wieder von Panikschüben heimgesucht wird, weil er lebensbedrohliche Gewalt erleidet, wie kann solch ein Mensch – offenbar freiwillig – bei seinem Folterer bleiben und ihm zu Diensten sein? Wieso können Frauen so viel Leid ertragen, ohne nicht immer wieder den Versuch zu unternehmen, ihrer privaten Hölle zu entkommen? Sind sie vielleicht masochistisch veranlagt und genießen sie ihr Leid? Das wäre natürlich eine einleuchtende Hypothese, die schlagartig alles erklären könnte. Aber das Studium der Realität belehrt uns, dass diese simple Erklärung nicht zutrifft. In Wirklichkeit stellt sich das ganze Geschehen als eine hoch komplexe Angelegenheit dar, die jedem eindimensionalen Deutungsmuster widerstrebt. Bei seiner Analyse ergaben sich mindestens acht Aspekte, die erst in ihrer Zusammenschau ein vollständiges Bild ergeben.

a) Geschlagene Frauen, das heißt über längere Zeiträume misshandelte Frauen, weisen in einem hohen Prozentsatz der Fälle eine seelische Vorschädigung in ihrer Kindheit auf. Es sind eben nicht völlig gesunde und »normale« Menschen, die von diesem Schicksal heimgesucht werden. Natürlich gibt es unterschiedliche Grade ihrer psychischen Beeinträchtigung, die im Einzelfall ihrer Umwelt gar nicht aufgefallen sein muss. Trotzdem haben alle von ihnen sehr traurige und Angst machende Erlebnisse in frühen Kinderjahren erdulden müssen.

Die häufigsten psychopathogenen Einflussfaktoren aus ihrem gestörten familiären Umfeld dürften gewesen sein: Gewalterfahrungen, sexueller Missbrauch und das Heranwachsen als ein wenig geliebtes oder gar unerwünschtes Kind (Ablehnung, Lieblosigkeit, Vernachlässigung, mangelnde Fürsorge und mangelnde Akzeptanz). In der Regel gab es für all diese Kinder eine primäre Bezugsperson (Vater oder Mutter oder Stiefvater), die durch ihr liebloses, gewaltbereites oder Angst und Schrecken verbreitendes Verhalten zum Inbegriff des Negativen für Sohn oder Tochter geworden ist. Dieser Elternteil wurde im Erinnerungssystem des Kindes als »böses Introjekt« gespeichert. Das Introjekt ist die Summe der angst- und unlustbetonten Beziehungserfahrungen eines jungen Menschen, das häufig, nicht immer, in einem symbolhaften Bild niedergelegt wird, zum

Beispiel als Gespenst, Monster, Mörderfigur, Wehrwolf, Untoter. Es fristet als ein energiegeladener Fremdkörper in der Seele des betreffenden Menschen ein abgekapseltes Dasein, ist häufig verdrängt, kann sich aber in Albträumen bemerkbar machen. Kinder mit dieser quälenden Erbschaft – gewissermaßen einem Feind im eigenen Kopf – sind besonders schutzbedürftig und sehnen sich nach einem Menschen, der ihre Sicherheitswünsche befriedigen kann.

b) Es ist anzunehmen, dass die in der Kindheit gesammelten Vorerfahrungen bei der Partnerwahl der hier beschriebenen Frauen eine wichtige Rolle spielen. Sie wählen sich einen Mann, der sie mindestens in einigen Aspekten, vielleicht auch nur atmosphärisch, an Vater, Mutter oder Stiefvater erinnert, der aber im Gegensatz zu ihrem Peiniger auch positive Qualitäten hat. So begegnet er ihnen zum Beispiel mit viel Charme und strahlenden Augen, er nimmt sie wahr, wirbt um sie und gibt vor, sie zu lieben. Er verkörpert etwas Vertrautes, ist aber in seiner Ähnlichkeit eine viel bessere Ausgabe als die gefürchtete primäre Bezugsperson von früher. Und da er sie – zumindest anfänglich – lieb und nett behandelt, keimt in der vorbelasteten Frau die nie ganz zur Ruhe gekommene Hoffnung auf, sie könnte in einem zweiten Anlauf – mit einem besseren »Vater«, einer besseren »Mutter« – all die Entbehrungen ausgleichen und all die Wunden heilen, die sie aus ihrer schlimmen Kindheit mitgebracht hat. Es ist die Tragik dieser Frauen, dass sie auf potenziell brutale Männer hereinfallen bzw. sich von ihnen besonders angezogen fühlen. Sie wählen den »vertrauten Schrecken«, aber mit der Option, dass aus dem irgendwie gefährlichen Individuum ein umgänglicher, lieber Mensch wird, der ihre bisher aufgeschobenen Sehnsüchte erfüllt.

c) Und dann kommt das schlimme erste Mal, und das zweite und dann das dritte Mal und dann … Ihr Mann schlägt sie. Er schlägt vielleicht so brutal zu, dass sie Rippenbrüche hat, ein blaues geschwollenes Auge und ihr ganzer Körper von Hämatomen übersät ist. Sie muss ins Krankenhaus. Es wiederholt sich etwas, was sie aus ihrer Kindheit schon kennt (vielleicht nicht in dieser massiven Form). Und es wiederholt sich ihre Angst. Sie fühlt sich existenziell bedroht. Das böse Introjekt in ihrer Seele – die Summe ihrer damaligen Leiderfahrungen – wird durch die neu entfachte Real-Angst angefüttert und dadurch immer fetter. Nun muss sie einen Zwei-Fronten-Krieg führen: Die reale Bedrohung, die von ihrem Ehemann ausgeht, abwehren und die Bedrohung aus dem eigenen Inneren beschwichtigen. Beide Angstquellen zusammen genommen erzeugen eine ständig präsente Katastrophenerwartung, die einem seelischen Belagerungszustand durch böse Mächte gleicht.

Ein seelischer Trick, um die vom Ehemann ausgehende Gefahr zu bannen, besteht in einer Art Wahrnehmungsfälschung. Das Opfer beginnt, seine eigenen situationsadäquaten Gefühle zu missachten und in ihr Gegenteil zu verkehren. Wut, Hass, Ekel und Scham werden nicht auf den Täter gerichtet, sondern gegen sich selbst gekehrt. Mit Hilfe der Negation des Faktischen und der Verkehrung der eigenen Emotionen kann das Opfer sich selbst auch einer Erklärung für die Taten des Aggressors liefern. Sie nimmt sich selber als bösartig, ekelerregend und schuldig wahr und verschafft damit dem Täter die Berechtigungsbasis für sein Tun.

Da Frauen dieses Zuschnitts in aller Regel sowieso immer schon ein narzisstisches Defizit aufweisen und sich selber als schlecht und minderwertig erleben, fällt ihnen diese Umfälschung nicht schwer.

Einen weiteren Entschuldigungsgrund entdeckt das Opfer in den gelegentlichen Nettigkeiten ihres Mannes. Es ist ja nicht so, dass ein Mensch nur böse ist. Schlagende Männer zeigen gelegentlich freundliche Gesten und kleine Akte der Zuneigung. Sie bringen Geschenke mit, erledigen Reparaturen im Haushalt, kaufen ihrer Frau das lang ersehnte Kleid oder feiern mit ihr kleine Feste. Manchmal schlägt schon positiv zu Buche, dass sie bestimmte Grausamkeiten oder Quälereien unterlassen. Unter diesen Voraussetzungen sind misshandelte Frauen bereit, die ihnen zugefügten Schmerzen im gegenwärtigen Moment zu bagatellisieren oder gar zu verdrängen und einen Augenblick lang an die möglicherweise positiven Eigenschaften ihres Mannes zu denken (»In Wirklichkeit hat er einen guten Kern.«).

Außerdem kommt es nicht selten vor, dass Tätertypen nach einer Gewaltorgie ihr eigenes Verhalten bitter bereuen und das Opfer zerknirscht um Verzeihung bitten. Die manchmal aus Eifersucht initiierten Schläge vermitteln der geschlagenen Frau, wie wichtig sie für ihren Mann ist. Sie erlebt plötzlich, wie sehr sie von diesem Menschen gebraucht wird, fühlt sich dadurch aufgewertet und ist bereit, dem Täter sein Verhalten für den Augenblick nachzusehen. Ein weiteres Mittel, Angst zu bannen, besteht in der eigenen Präsenz beim Täter. So paradox es auch klingt, die Angst der Frau ist vor Ort, also Auge in Auge mit ihrem Peiniger, geringer, als wenn sie sich zu Hause, von ihm getrennt, mögliche bevorstehende Katastrophen ausmalt. Die reale Gefahr erscheint in Anwesenheit des Partners leichter zu ertragen als die diffuse, aber sehr mächtige Katastrophenangst in seiner Abwesenheit. In der Gegenwart des anderen hat sie eine gewisse Einflussmöglichkeit auf den Gang des Geschehens: Sie kann dem Mann schmeicheln, seine Wut beschwichtigen oder ihn oral verwöhnen und damit den Ausbruch seiner Aggression verhindern. Das erklärt vielleicht auch zum Teil, warum Maria M. ihren Ehemann tagtäglich aufsuchte, ohne dazu gezwungen zu sein. Die Heimsuchungen durch das eigene »böse Introjekt« (in welchem der Ehemann ja auch enthalten ist) müssen bedrohlicher gewesen sein als die mögliche reale Gefahr im Zusammensein mit dem Partner.

d) Es ist eine psychologische Binsenweisheit, dass geschlagene Kinder, wenn sie groß und erwachsen sind und wiederum eigene Kinder haben, ebenfalls oft zu schlagenden Eltern werden. Gewalt erzeugt Gegengewalt. Frauen mit ausgedehnter Gewalterfahrung empfinden oft selber intensive Schlage-Impulse und entwickeln ein großes Hasspotenzial gegen ihren Peiniger. Trotz aller Entschuldigungs- und Relativierungsversuche ihrerseits, den Aggressor zu entlasten, in irgendeinem Winkel ihrer Seele spüren sie doch die ganze Wucht ihrer Demütigung und die Größe ihres Schmerzes. Da sie Brutalität so handgreiflich vor Augen geführt bekommen und sie am eigenen Körper erleben, rückt ihnen der eigene aggressive Triebdruck auch sehr schnell in den Bereich konkreter Umsetzbarkeit. Ganze Flutwellen von Wut überschwemmen sie manchmal, Tötungsfantasien oder brutalste Körperverletzungen steigen vor dem inneren Auge auf. Ein eigenes Rachebedürfnis bricht sich Bahn und setzt die davon betroffenen Frauen in furchtbare Angst. Sie befürchten einen Durchbruch ihrer eigenen archaischen und mörderischen Aggressionen und die damit verbundenen schrecklichen Konsequenzen.

Zu den bisher schon bekannten Ängsten (Bedrohung durch den Partner und Bedrohung, die vom Introjekt ausgeht) gesellt sich eine dritte, die eigene Triebangst.

e) Die Wirkmächtigkeit dieser drei Ängste führt zu dem, was wir »Feldverengung« nennen. Die Aufmerksamkeit der geschlagenen Frau ist einseitig und umfassend auf ihren Peiniger und dessen Umwelt gerichtet. Sie hat kaum Interesse am Tagesgeschehen, an Politik, Kunst, Kultur und Sport. Auch ihre einstigen Hobbys sind in Vergessenheit geraten. Die Welt außerhalb ihres kleinen privaten Dunstkreises existiert kaum noch für sie. Ihr Ehemann und alles, was mit ihm zusammenhängt, beschäftigt sie dagegen ohne Unterbrechung. Diese Sache hält wie eine dicke fette Krake ihren gesamten Bewusstseinsraum besetzt.

f) Aber die Wirkung der oben genannten Ängste ist noch eine viel tief greifendere. Außer der Feldverengung kommt es zu einer Regression. Die Seele muss unter der desintegrierenden Kraft von massiver Angst ihre erwachsene Organisationsstufe aufgeben und auf Erlebnis- und Verhaltensweisen zurückgreifen, die einem Kind eigen sind. Die Angst macht hilflos und hilfsbedürftig. Die unter dem Druck ihrer Angst regredierte Frau sucht nach Schutz und einem Sicherheit gebenden Objekt. Sie ist emotional verzweifelt, narzisstisch demontiert und physisch erschöpft. In ihrer Not klammert sie sich nun gerade an den Menschen, von dem ihr ganzes Elend ausgeht. Je größer ihre Traumatisierung, desto größer wird ihre Abhängigkeit vom Täter und desto größer ihr Bedürfnis nach seiner schützenden Gegenwart. Die Beziehung zu ihrem schlagenden Mann wird überlebensnotwendig für sie.

g) Die geschlagene Frau lebt mit ihrem Mann in den meisten Fällen in einer Art Isolierkontakt. Sie hat kaum Freunde, keine Bekannten und auch keine Familienangehörigen, von denen sie Rat, Beistand und Hilfe erbitten und erwarten könnte. Sie kennt keinen Ort, an den sie fliehen und sich verstecken könnte. Vielleicht auch deshalb hegt sie die Überzeugung, dass es für sie keinen Ausweg aus ihrer schlechten Situation gibt. Sie hält ihr Problem für unlösbar, sie kann ihm durch nichts entgehen. Für den Außenstehenden erscheint dieses Festgenageltsein schwer verständlich und nicht nachvollziehbar. Sie müsste sich doch nur von ihrem Mann trennen und schon hätte alles Leid ein Ende. Aber der Zuschauer weiß nichts von ihrem inneren Verfolger (Introjekt), der immer bei ihr ist, wohin sie auch zu fliehen versucht. Vielleicht ist es dessen permanente Anwesenheit, die ihr die Situation so ausweglos erscheinen lässt.

h) Bei aller Ausweglosigkeit, es gibt doch eine Chance, den Schrecknissen einer quälenden Partnerschaft zu entkommen: Sie muss ihren Mann umbringen. Nur wenn sie ihn tötet, so glaubt sie, ist sie wirklich frei. Maria M. ist diesen Weg gegangen. Das Gericht hat sie freigesprochen, weil sie nach dessen Urteil aus Notwehr gehandelt hat. Not wird es schon gewesen sein, schreckliche Not sogar. Aber Notwehr? Aus Notwehr hätte sie es bei zwei bis drei Messerstichen belassen können, aber sie hat in Wirklichkeit 51 Mal ihr Messer in den gehassten Körper gerammt. Es ist in Wahrheit das eingetreten, wovor sich während all der Jahre ihrer Pein sicherlich schrecklich gefürchtet hat: Dass ihr Rachebedürfnis und ihr Hass mit ihr durchgehen und den Peiniger auslöschen würden. Der Hass, der sie andererseits viele Jahre an dieses Scheusal gebunden hat.

Der Übersichtlichkeit halber möchte ich die im Falle Maria M. in Frage kommenden Wirkfaktoren und seelischen Prozesse noch einmal in vereinfachter Schlagzeilenform auflisten:

- aller Wahrscheinlichkeit nach existierte bei Maria M. ein mitgebrachtes, in früher Kindheit erworbenes, destruktives Potenzial in Form eines inneren Verfolgers (»böses Introjekt«);
- der schlagende Ehemann baut sich für Maria M. zu einem riesigen Furchtobjekt auf;
- Maria M. versucht, die Gefährlichkeit ihres Mannes zu entschärfen: durch Verleugnen und Verdrehen der Realität, durch Präsentsein, durch Verkehrung der Schuld: »Nicht er ist schlecht und böse – ich bin es!«;
- Maria M. isoliert sich, es gibt keine Hilfe oder Zuflucht bei Verwandten oder guten Freunden für sie, sie wird total von ihrer destruktiven Ehebeziehung in Anspruch genommen;

- das häufige Erfahren von Gewalt und Demütigungen weckt ihr eigenes destruktives Wutpotenzial, sie hat Angst vor dem eigenen aggressiven Triebdurchbruch;
- Maria M. sieht sich drei massiven Ängsten ausgesetzt: der Angst vor dem bösen Introjekt, der Real-Angst vor ihrem Mann und der Angst vor dem eigenen Triebdurchbruch;
- alle drei Ängste zusammen genommen kann sie nicht verarbeiten, sie gerät in die Regression und klammert sich nun an ihren Peiniger;
- als sich die Ehesituation für sie und die Kinder in existenzgefährdender Weise zuspitzt, ergreift Maria M. den einzigen, ihr sichtbaren Ausweg: Sie tötet ihren Mann. Während dieses Aktes kommt es zu dem gefürchteten aggressiven Triebdurchbruch.

Bevor es zu dieser schrecklichen Tat kam, war Maria M. durch ihren Hass, ihr Isoliert-Sein, durch ihr Gefühl der Ausweglosigkeit und durch ihren regressiven Zustand an ihren Ehemann gebunden.

15. KAPITEL

Die Lebenslüge

Der Begriff »Lebenslüge« ist Ende des 19. Jahrhunderts durch den dänischen Dramatiker Hendrik Ibsen besonders bekannt und berühmt geworden. In seinen Dramen »Nora« und »Der Menschenfeind« stellt er die Verlogenheit der gutbürgerlichen Ehe dar und die Bereitschaft ihrer Mitglieder zur Selbsttäuschung hinsichtlich der Intaktheit ihrer Paargemeinschaft. Obwohl sich Mann und Frau längst voneinander entfremdet hatten und gleichzeitig unter dem Liebesmangel ihrer Beziehung litten, spielten sie sich selbst und aller Welt eine heile Familie vor. Auch heute gibt es die von Ibsen beschriebene Ehekonstellation noch. Sie kommt seltener vor als damals, weil der heutige Zeitgeist eine Scheidung der Paare moralisch nicht mehr sanktioniert wie zur Zeit unserer Urgroßeltern. Trotzdem finden wir Paare mit streng religiösen Moralvorstellungen oder besonders moralisch anspruchsvollen Familienmilieus (Pastorenhaushalt), wo Dauer und Bestand einer Ehe einen besonderen Wert darstellen und nicht in Frage gestellt werden dürfen.

Es existieren andererseits alteingesessene Familiendynastien mit einer langen Tradition (Bauerngeschlechter, Hochadel), die sehr konservative Wertvorstellungen vertreten und ihre eigene Identität eben auch in ihrer Treue zu dem einmal abgegebenen Ja-Wort anlässlich ihrer Trauung schöpfen. Motto: »In unseren Kreisen wird nicht geschieden!«

Eine dritte Gruppe jener Menschen, die zur Lebenslüge greifen müssen, rekrutiert sich aus Personen, die eine Broken-Home-Vergangenheit haben. Das Chaos in ihren Kindertagen und das Zerbrechen der eigenen Familienstrukturen hat sie schwer traumatisiert und bei ihnen den glühenden Wunsch entstehen lassen, es später einmal besser zu machen, als ihre Eltern es konnten. Die tragischen Lebensereignisse aus ihrer Kindheit sollen und dürfen sich in ihrer eigenen Ehe nicht wiederholen, weil sonst die alte Grundverzweiflung von damals wieder auftreten und sie überschwemmen würde. Eine zweite Katastrophe darf es deshalb nicht geben.

Zum Schluss will ich auf jene Menschen aufmerksam machen, die das »Bild der intakten Ehe« zu ihrem Ich-Ideal gemacht haben. Sie entwickelten – manchmal in Konkurrenz mit Geschwistern, deren Ehen zerbrochen sind – einen besonderen Beziehungsehrgeiz und erklärten das gute eheliche Funktionieren zur Chefsache. Hier spielen ganz persönliche Motive eine große Rolle. Sie möchten sich und aller Welt demonstrieren, dass sie nicht dem allgemeinen Trend und Zeitgeist erliegen und eben nicht scheitern. Mitunter kann dieses spezielle Ich-Ideal in den Rang eines zentralen Lebenszieles aufrücken. Dann ist ihnen der Erhalt ihrer Ehe, um jeden Preis, das Wichtigste auf Erden.

Wenn auch die Hintergründe der aufgezählten vier Gruppierungen verschieden sind, so verhalten sie sich doch sehr identisch in Bezug auf die Wahrnehmung einer schlechten Ehesituation: Sie müssen sie verleugnen.

Die einen tun das, weil sie sich und ihren Mitmenschen weiterhin eine gelungene Familienidylle vorspielen wollen und Angst vor einem Gesichtsverlust haben. Für die anderen bricht ihr eigenes Welt- und Lebensverständnis zusammen, ist die eigene Identität bedroht, wenn das offensichtliche Scheitern ihrer Ehe bevorsteht. Trotz eindeutiger Signale in Richtung Misserfolg bringen sie es fertig, sich selber zu belügen und so zu tun, als ob das Befürchtete nicht am Horizont der Möglichkeit aufgetaucht wäre und die gegenseitigen Zumutungen nicht längst die Sättigungsgrenze überschritten hätten. Was nicht sein darf, hat auch nicht zu existieren. Deshalb unternehmen sie auch alles, um den gefährlichen Riss in ihrer Ehe zu verschleiern und zu überdecken. Sie verhalten sich ähnlich wie ein Mensch, der eben eine Schreckensbotschaft bekommen hat, aber im Kontakt mit anderen Personen ein besonders strahlendes Lächeln aufsetzt und das Einander-Liebhaben demonstrativ beschwört. Was sie tun, ist allerdings kein bewusstes und geplantes Täuschungsmanöver, da sie sich den bereits eingetretenen Schaden selber gar nicht eingestehen. Sie belügen sich, aber ohne ein volles Bewusstsein dafür zu haben, dass sie es tun. Sie lächeln die nur dumpf gespürte Trauer und den nur dumpf gespürten Schmerz über das Gescheitertsein ihrer Ehe einfach nieder – und bleiben beieinander.

16. KAPITEL

Bemerkungen über das unbewusste Gebundensein

Es gibt überraschend viele, das heißt unterschiedliche, Formen des unbewussten Gebundenseins einer Person an ihr Liebesobjekt, von dessen Existenz ihr Träger in der Regel kein Wissen hat. Obwohl die Ehe des Betroffenen denkbar schlecht und krisenhaft verläuft, existieren starke Bindekräfte, die das Paar zusammenhalten. Auf sie trifft der im Volksmund berühmt-berüchtigte Ausspruch zu: »Sie können nicht miteinander, aber auch nicht ohne einander leben!«

Der scheinbar gequälte Ehepartner in einer solchen Verbindung klagt dann nicht selten lautstark über seine Ehe, wertet den anderen ab und droht ihm häufig die Trennung an, ohne sie jemals wahrzumachen. Warum sollte er auch. Ohne darüber ausdrücklich reflektiert zu haben, zieht er Profit aus einer Paargemeinschaft und ahnt auch dumpf, dass die Vorteile die Nachteile überwiegen. Der Außenstehende sollte deshalb auf seine »Klagearien« nicht hereinfallen und dem armen Opfer auch nicht seine Hilfe anbieten, es ist vergebliche Liebesmüh. Der scheinbar so gebeutelte Ehekrüppel lässt sowieso alles beim Alten.

Das versteckte Gratifikationssystem innerhalb einer scheinbar zerstörten Ehe ist oft nicht ohne weiteres sichtbar und auszumachen, obwohl es fraglos existiert.

Als treffendes Beispiel für das hier Gemeinte gilt die »Gewalt in der Ehe«. Nicht in allen Fällen gäbe es für die geschlagene Frau keinen Ausweg aus ihrem Dilemma, wie im Kapitel »Hassbindung« im Fall der Maria M. dargestellt wurde.

Die Ehefrau kann wegen der aggressiven Verfehlungen ihres Gatten zum Beispiel aus dieser Beziehung moralischen Gewinn schöpfen, indem sie sich als die Bessere und moralisch Überlegenere fühlt oder sich gar in dem Status einer Märtyrerin sonnt. Die Außenstehenden unterschätzen häufig, wie positiv es für die Ehefrau in den aggressionsfreien Intervallen zugehen kann. Aus heftigen Schuldgefühlen und aus Verlustangst heraus gibt sich der Schläger zerknirscht und dienstfertig. Oder er signalisiert seiner Gattin deren Unentbehrlichkeit für ihn und verschafft ihr auf diese Weise diverse narzisstische Streicheleinheiten. Manchmal bemüht er sich auch um Wiedergutmachungsleistungen oder lässt seiner Partnerin orale Verwöhnung angedeihen.

Es gibt viele, scheinbar katastrophale Ehen, die nach dem Muster einer »folie à deux« oder einer gegenseitigen Abhängigkeit funktionieren, ohne dass dem Zuschauer der hohe gegenseitige Befriedigungswert des jeweiligen ehelichen Verhaltens sichtbar wird. In jeder Kollusion eines Paares (das ist das unbewusste Zusammenspiel zweier Partner mit identischen Triebregungen und Konfliktmustern im Dienste der Bedürfnisbefriedigung und der Wiederherstellung der kompletten Persönlichkeit) steckt diese gegenseitige Verklammerung, weil man sich gegenseitig benötigt und Nutzen voneinander hat. Bei der komplementären Kollusion kommt es zu einer Rollenaufteilung in einen mehr aktiv-progressiven und einen mehr passiv-regressiven Part, sodass sich die beiden Protagonisten nach außen hin gegensätzlich verhalten. Als Beispiele nenne ich:

• *Den sado-masochistischen Clinch*
Der eine übt beim sexuellen Vollzug Kontrolle aus, fügt seinem Partner Demütigungen und unter Umständen Schmerzen zu und kann sich dabei mächtig, stark und überlegen fühlen. Der Masochist identifiziert sich mit der Überlegenheit und Machtfülle seines »starken Gottes« und kann – ebenso wie der Sadist – mit Hilfe dieses sado-masochistischen Arrangements eine Verschmelzung mit dem Liebesobjekt – ohne Schuldgefühle zu haben – zulassen, die unter normalen Umständen nicht möglich wäre. So kommen beide auf ihre Kosten und zu einer intensiven Befriedigung.

• *Trinker – Ko-Alkoholikerin*
Die ko-abhängige Frau, die einen alkoholkranken, gewalttätigen oder gar kriminellen Mann zum Partner wählt, tut das in der Regel deshalb, um ihn zu retten und um ihn auf seine ursprüngliche Größe und Gesundheit zurückzuführen. Sie verbindet ihre opferhaften Anstrengungen mit der Sehnsucht, dieser von ihr gerettete Mann möge – einmal wieder gesund und im Vollbesitz seiner Kräfte und Fähigkeiten – sie, die arme kleine schwache Frau, schützend unter seine Fittiche nehmen und seiner Retterin die Einsamkeit vertreiben und überhaupt ihr ein liebender und

fürsorglicher »Vater« sein. Sie ist in Wahrheit ähnlich krank wie er, aber im Gegensatz zu ihm noch voll handlungsfähig.

• *Pfleger – Pflegling*

Beide, Mann und Frau, sind gleichermaßen oral sehr bedürftig. Sie sehnen sich nach liebevoller Bemutterung, Fürsorge, Geborgenheit und fragloser Akzeptanz in einem Sicherheit spendenden Nest. Indem der eine den aktiv-mütterlichen Part übernimmt und in der Helferrolle den anderen verwöhnt und das Füllhorn über ihm ausschüttet, partizipiert er gleichzeitig an der von ihm geschaffenen »paradiesischen Atmosphäre« kräftig mit.

Bei der symmetrischen Kollusion existieren bei ihm und ihr sowohl gleiche Konflikt- und Bedürfnislagen als auch die gleichen Strategien, die eigenen Wünsche beim Partner anzumelden und durchzusetzen. Auf diese Weise kommt es zu einem rivalisierenden Interaktionsstil mit einer kämpferischen Note. Als Beispiele nenne ich:

• *Das in Machtkämpfe verstrickte Paar*

Hier will jeder dominieren und den ständig am Kochen gehaltenen Dauerstreit »um eine Nasenlänge breit« für sich entscheiden. Keiner will und kann sich geschlagen geben und die – wenn auch nur geringe – Überlegenheit des Partners anerkennen. Auf diese Weise findet der Kampf nie ein Ende, weil es keinen Abschluss, das heißt keinen Sieger und keinen Verlierer, gibt.

• *Das Ringen um die Pfleglingsposition*

Im Gegensatz zu der weiter oben beschriebenen komplementären Kollusion: Pfleger – Pflegling, finden wir hier eine Situation vor, wo beide, Mann und Frau, in die Pfleglingsposition möchten. Beide wollen das »Baby« sein und von einer fürsorglichen Mami gefüttert, umhegt und oral verwöhnt werden. Beide glauben, den Anspruch und die Berechtigungsbasis für diese gewünschte Regression zu besitzen, da sie so eine schlechte und entbehrungsreiche Kindheit hatten und ihnen das Leben bisher so viele Glücksgüter und Streicheleinheiten vorenthalten hat. In einer solchen Ehe kommt es zu häufigen Zankereien und gekränktem Rückzug. Jeder wirft dem anderen vor, dass er selber viel mehr in die Ehe einbringe und spendenfreudiger sei als der andere und dass somit ein ausgewogenes Wechselspiel zwischen Geben und Nehmen nicht vorhanden sei. Auf diese Weise werden die Soll- und Haben-Konten ständig gegeneinander aufgerechnet und als nicht ausgeglichen empfunden. Da es für dieses Problem letztlich keine befriedigende Lösung gibt, kleben Mann und Frau oft jahrzehntelang aneinander, immer in der Hoffnung, dass das in frühen Jahren schmerzlich Entbehrte eines Tages vom Partner doch noch nachgeliefert wird.

• *Das ständig miteinander konkurrierende Paar*
Es gibt Ehen, in denen Mann und Frau in einem nicht enden wollenden Konkurrenzkampf verstrickt sind, dessen letztes Ziel die Bestätigung der eigenen Höherwertigkeit ist. Der Gegenstand der Konkurrenz kann viele Formen annehmen und schwankt von Paar zu Paar. Da geht es dann um die mit zäher Energie umkämpfte Frage: Wer von uns beiden ist zum Beispiel intelligenter, lebenstüchtiger, begabter, attraktiver, sexuell potenter, erlebnisfähiger, genialer, erfolgreicher, liebenswerter usw. usw.! Auch hier gibt es in der Regel keine abschließende Antwort … und wenn sie nicht gestorben sind, dann krachen sie und streiten sie sich auch noch heute.

Manchmal ist die Abhängigkeit vom anderen auch relativ einseitig. Es gibt dann einen sehr Bedürftigen in der Ehe und einen weniger Bedürftigen. Der eine liebt mehr oder braucht mehr Liebe als der andere. Der eine findet nur bei seinem Partner sexuelle oder emotionale Befriedigung und ist aus diesem Grund besonders auf ihn angewiesen. Sein mehr unabhängiger Gegenpart kann ihn dann »wie den letzten Putzlappen« behandeln, ohne dass der stark auf ihn Angewiesene die Beziehung aufkündigt. Als Beispiele nenne ich die sexuelle Hörigkeit und den so genannten Dramensucher. Im letzteren Fall kann eine von stürmischen Krisen und Zumutungen erfüllte Ehe für den Protagonisten gerade das Richtige und deshalb willkommen sein. Sein Partner dient ihm als Dramen-Lieferant und sorgt damit für die Stimulierung einer sonst stumpfen, unter ihrem notwendigen Erregungsniveau dahindümpelten Person.

• *Die Streitehe*
Es existieren nicht wenige Paargemeinschaften, wo es permanent kracht. Da gibt es gegenseitige Dauerschelte bis zur vitalen Erschöpfung; Schüs-

se aus der Wortkanone fliegen hin und her; zynische oder vulgäre Abwertungen des anderen gehören zur Tagesordnung. Es kommt zu dramatischen Zuspitzungen im gegenseitigen aggressiven Belagerungszustand, zum Hauen und Stechen. Und trotzdem bleiben die beiden Streithähne beieinander.

Wir müssen wieder einmal zur Kenntnis nehmen, dass die Entladung von Aggressionen ihren eigenen Befriedigungswert haben kann und dass gerade in so genannten Streitehen das Ausleben von aggressiven Spannungen ein wichtiges Element des Einander-Brauchens darstellt.

Ich will einmal einige Motive und Antriebe aufzählen, die den jeweiligen Aggressionsdruck speisen. Hinter einem chronischen Streitbedürfnis kann/können folgende Impulse verborgen sein:

- eine aus der Kindheit mitgebrachte Feindseligkeit, die eine ständige Quelle von Aggressionen ist;
- ein permanentes Verletzt- und Gekränkt-Sein und dessen Kompensation mit Hilfe von Wutausbrüchen;
- die Notwendigkeit, ein bestimmtes Erregungsniveau zu erreichen und zu halten, um sich lebendig zu fühlen. Zu diesem Zweck muss der Partner ständig provoziert werden, damit er den ersehnten trouble macht (siehe Dramensucher);
- das Bedürfnis, sich abzugrenzen, narzisstisch zu stabilisieren, sich wieder kompakt zu fühlen (was ohne Streit nicht geht);
- die Abwehr von Ohnmacht-, Scham- und Minderwertigkeitsgefühlen durch Aggressivsein;
- die Verwandlung von Selbsthass und permanenter Unzufriedenheit mit dem eigenen Leben in feindselig getönte Schuldzuweisungen an den Partner;
- die Verwandlung von ständiger Frustration über das eigene Versagen (»ich bin ein Looser!«) in Wut auf den Partner;
- die Wut über die Nichterfüllung sehr dringender, an den Partner gerichteter Kinderwünsche und Kindersehnsüchte (die prinzipiell nicht erfüllbar sind);
- der Drang nach einer überzogenen (krankhaften) Selbstbehauptung und Selbstdurchsetzung;
- Eifersuchts- und Neidgefühle und ihre Transformation in Angriffsverhalten und aggressive Attacken.

Ich möchte die Aufzählung weiterer Motivlagen nicht fortsetzen. Die wenigen Beispiele zeigen uns aber schon, dass der Partner als Adressat für die eigene Aggression gebraucht wird oder Mann und Frau für ihre Wutausbrüche sich gegenseitig benötigen. Wenn wir uns die eben aufgezählten Motive allerdings genauer anschauen, bemerken wir, dass nicht das Befriedigungsmoment im Vordergrund steht, sondern das Bemühen, das eigene seelische Gleichgewicht zu stabilisieren. Aggressives Verhalten eignet sich gut dafür, wahrgenommene eigene Schwächen zu kompensieren und die prekäre emotionale Balance aufrechtzuerhalten. Es steht im Dienste der psychischen Homöostase. Und obwohl diese Art von Ehen von außen als heillos zerstritten und als gescheitert angesehen werden, sind sie es in Wahrheit nicht.

Die in diesem Kapitel vorgestellten Beziehungstypen gehören also nicht zum Thema dieses Buches. Bei ihnen liegt kein echter Trennungswunsch vor. Deshalb sollte sich jeder fragen, der über seine Unfähigkeit zur Trennung unglücklich ist, ob er nicht in Wirklichkeit unbewusst gebunden ist, aus seiner ehelichen Verbindung jede Menge Nutzen und Befriedigung schöpft und deshalb auch seinen Partner im Grunde nicht verlassen möchte.

17. Kapitel

Was tun?

Ich möchte in diesem letzten und abschließenden Kapitel Möglichkeiten aufzeigen, wie ineinander verklammerte Paare, trotz ihres Gefesseltseins, die notwendigen Trennungsschritte dennoch zustande bringen können. Dabei gehe ich bei meinen Überlegungen davon aus, dass die in diesem Buch beschriebenen zerrütteten Ehen unwiderruflich und unheilbar zerbrochen sind. Es kann also nicht meine Aufgabe sein, das Gescheitertsein eben dieser Menschen anzuzweifeln und paartherapeutische Ratschläge zu erteilen, wie eine zerstörte Beziehung unter Umständen vielleicht doch noch gerettet werden könnte oder wie sich der Einzelne in einer solchen quälenden Verbindung etwas weniger schmerzhaft einrichten kann. Es geht vielmehr darum aufzuzeigen, wie sich das »Opfer« aus seinem miterbauten Kerker aus eigenen Kräften zu befreien vermag.

Was ist also zu tun? Welche Hilfestellung ist möglich trotz des bisherigen Unvermögens, eine pathologische Bindung zu lösen?

17.1 Den Willen zur Veränderung stärken

Der Gebundene muss erst einmal alle Hoffnung auf eine positive Veränderung und die Vision eines gemeinsamen Lebens fahren lassen und die Trennung wirklich wollen. Der Wille zur Veränderung muss von einem inneren Ruck begleitet sein, gewissermaßen von einer Erleuchtung, dass es so nicht weitergehen darf. Wir finden hier eine ähnliche Situation wie bei einem Raucher, der vorgibt, sich das Rauchen abgewöhnen zu wollen, dem es aber an der notwendigen Entschlossenheit fehlt. Die einfache Vornahme, die Sucht aufzugeben, reicht nicht aus, es muss auch der Mut zum Handeln aufgebracht werden.

Ein Kollege erzählte mir von einer Patientin, die an einer Fettsucht litt und die er jahrelang erfolglos therapiert hatte. Nachdem eine lange Zeit vergangen war, erschien dieselbe Frau wieder in seiner Praxis und bat um eine Therapie. Auf das skeptische Stirnrunzeln des Psychotherapeuten, ob eine zweite Behandlung denn Sinn hätte, sagte sie entschlossen:»Diesmal will ich wirklich abnehmen, Herr Doktor!«, und tatsächlich klappte es.

Manchmal bringen Menschen den Mut und den ersten Schritt zu einer Veränderung erst dann auf, wenn sie zusammengebrochen sind, Todesängste ausstehen, in der Gosse oder der Nervenklinik gelandet sind, also um ihre physische oder seelische Existenz fürchten. Erst wenn das Maß wirklich voll ist und es um Leben oder Tod geht, raffen sie sich zu einem Neubeginn auf. Auch manche Ehen müssen erst an die absolute Schmerzgrenze stoßen, bevor ein Partner den Befreiungsschlag wagt.

17.2 Verständnis für die Hintergründe erlangen

So mancher Mensch, der in einer desolaten Zweierbeziehung gefangen ist und total festsitzt, nimmt sich sein eigenes Unvermögen nicht nur übel – unter Umständen hasst er sich sogar dafür. Er verachtet sich und seine eigene Schwäche und durchschaut oft nicht, dass es neurotische Gründe und Fesseln sind, die ihn so an seinen Partner binden.

Durch die Lektüre dieses Buches – so hoffe ich wenigstens – kann er ein Stück weit von seinen Selbstvorwürfen und seiner Selbstabwertung befreit werden, wenn er die Zwangsläufigkeit der eigenen Entwicklung – bedingt durch ein krank machendes Elternhaus – begreifen lernt. Es war ihm einfach nicht vergönnt, sich anders zu entwickeln. Er kann, wenn er aufmerksam liest, unter Umständen auch den Hintergrund für seine Störung in Erfahrung bringen oder erahnen, in welcher Richtung er zu suchen hat. Um eine »Krankheit« zu behandeln, muss man erst die richtige Diagnose kennen. Vielleicht wird ihm seine eigene Diagnose auf diese Weise sichtbar.

17.3 Verbündete finden

Mir ist aufgefallen, dass Personen mit einer Unfähigkeit zur Trennung häufig – nicht immer – wenig oder gar keine Freunde haben. Sie leben manchmal recht isoliert von der übrigen Menschheit und besitzen auf diese Weise wenig Einblick in das Eheleben anderer Menschen, und daher fehlen ihnen Vergleichsmöglichkeiten, noch haben sie Anlaufstellen, wo sie sich Hilfe und Unterstützung holen können. Gerade in ihrem Fall wäre es so wichtig, sich mit anderen über ihre desolate Situation aussprechen zu können und die Meinung von Freunden und guten Bekannten über ihre Situation einzuholen. Im Falle einer Trennung ist es ja oft eine gute Freundin/ein bester Freund, bei dem der Ausbruchswillige einen ersten Unterschlupf findet und Trost für die erste schmerzliche Zeit des Getrenntseins.

Also: Es müssen Freunde her oder alte gute Bekanntschaften wieder reanimiert werden.

17.4 Ein zweites Standbein schaffen

Häufig absorbiert eine schlimme Ehe alle Kräfte eines Menschen und lässt ihn wie gebannt auf das schreckliche Drama seiner Zweierbeziehung starren. Er ist total davon besetzt – wenn auch im negativen Sinn. Inzwischen sind seine Interessen an der Welt – an Sport, Kunst und Kultur, an Theater, Kino und Lesen – fast gänzlich geschrumpft. Sein Hobby hat er oft auch aufgegeben. Er ist entweder arbeitslos oder geht einer total langweiligen oder stressigen Tätigkeit nach, die weder seinen Geist noch sein Gemüt befriedigt und wärmt. Im Grunde ist sein Leben eine Wüste. Auf diese Weise erhält seine quälende Ehe einen alles überragenden Stellenwert, da sie die einzigen Erregungsmomente liefert, die für ihn existieren. Ein solcher in seinem Leid gefangener Mensch muss unbedingt einen zweiten Schauplatz für sein Dasein finden, eine zweite Bühne, auf der er agieren und wieder etwas lustvolle Befriedigung erlangen kann. Sobald ein zweiter Lebensmittelpunkt gefunden ist, verliert der alte, alle Vitalität aufsaugende Ehestress mindestens die Hälfte seiner Energie und tritt damit in seiner Bedeutsamkeit ein Stück zurück.

Wie dieses neue Ziel auszusehen hat, bleibt der Fantasie des Betroffenen und den Umständen seiner Lebenssituation überlassen. Es kann ein neuer Beruf, eine neue Tätigkeit sein; das Wagnis, ein immer schon ersehntes Studium zu beginnen; das Anmieten eines kleinen Ateliers, um eigenen kreativen Möglichkeiten Ausdruck zu geben; ein kleines Geschäft oder Café oder Restaurant eröffnen; eine Umschulung aufnehmen; Stadtführungen anbieten; sich für das Heimatmuseum engagieren usw. usw. usw. Egal, worauf sich das neu aufkeimende Hoffnungspotenzial richtet, es kann dem Betroffenen einen ersten Ausweg aus dem geschlossenen Bannkreis seiner bisherigen Existenz aufzeigen.

17.5 Das Selbstgefühl stärken

Als weiterer Schritt zur Lösung des Trennungskonflikts empfehle ich der betreffenden Person eine allgemeine Ertüchtigung ihrer Gesamtpersönlichkeit, das heißt eine Verbesserung ihres Selbstgefühls anzustreben. Das ist durchaus machbar, und zwar unter Berücksichtigung eines wichtigen Lern- und Erfolgsgesetzes: Es kommt darauf an, sehr kleine Schritte zu unternehmen, dabei gelegentliche Versager als normal einzukalkulieren und sich über kleine Erfolge zu freuen. Dazu möchte ich dem Leser drei Vorschläge machen:

a) Es ist wichtig, sich körperlich zu betätigen und diese allgemeine Kraftquelle zur Vitalisierung des Körpers und der Seele für sich zu nutzen. Der Betreffende sollte Sport treiben und sich eine Sportart aussuchen, die ihm Spaß macht und die seine Ressourcen berücksichtigt. Das kann Joggen, Walken oder Aerobic sein; Gymnastik, Tennis, Handball, Squash oder Skateroller fahren. Egal, was er sich auch erwählt, Hauptsache, der Kreislauf gerät so richtig auf Touren.

b) Als weitere Maßnahme empfehle ich das schrittweise Einüben von selbstbestimmtem Handeln. Der Protagonist soll sich den Mut nehmen, etwas Bestimmtes zu wollen und diesen Entschluss seinem Partner mitzuteilen. Dabei kann es sich zu Anfang erst einmal um kleine Vorhaben handeln, wie zum Beispiel:»Ich möchte heute Abend im Fernsehen den Dokumentarfilm über die alten Ägypter sehen!« Oder:»Ich möchte diesen Sonntag einen Spaziergang im Glienicker Park machen!« Oder:»Ich bin am Samstagnachmittag nicht da, ich will meine Mutter im Krankenhaus besuchen.«

Im Laufe der Zeit können dann die angestrebten Ziele an Umfang und Gewichtigkeit zunehmen und größere Projekte angepeilt werden, wie zum Beispiel:»Wir sind jedes Jahr auf deinen Wunsch hin in die Berge gefahren. Diesen Sommer möchte ich meinen Urlaub mit dir an der Ostsee verbringen!« Oder:»Unsere Couchgarnitur ist inzwischen total ramponiert und altmodisch. Ich möchte eine neue haben!« Auf diese Weise gewinnt der Betreffende einen Zuwachs an Autonomie und eigenbestimmtem Tun. Das stärkt sein Selbstbewusstsein.

c) Ich möchte an dieser Stelle das zu»Ein zweites Standbein schaffen« Gesagte noch etwas vertiefen und den Erwerb einer neuen Kompetenz oder die Wiederbelebung einer alten, aber brachliegenden Fähigkeit anregen. Nichts kräftigt das Selbstwertgefühl so sehr wie das Erleben von eigener Könnerschaft. Zu diesem Zweck sollte sich der Protagonist an seine Vergangenheit vor der Ehe erinnern und einmal nachspüren, welche Tätigkeiten ihm damals besonders viel Spaß gebracht und ihm auch besonders gelegen haben. Hatte er nicht angefangen, Spanisch zu lernen und es später – wegen widriger Umstände – aufgegeben? Hatte ihre Klavierlehrerin ihre musikalische Begabung und Fingerfertigkeit nicht immer lobend hervorgehoben und ihr eine glänzende Musikkarriere vorausgesagt, als sie noch am Unterricht teilnahm? Wieso hatte sie damals das Tanzen eingestellt, obwohl sie drauf und dran war, Turniertänzerin zu werden? Sollte sie sich jetzt nicht den lang ersehnten Tangokurs genehmigen? Oder den Bauchtanz erlernen? Er lässt sein Talent zum Organisieren und seine Begabung für alles Technische brachliegen. Sie ist eine hervorragende Köchin, ohne dass ein größerer Personenkreis in den Genuss ihrer speziellen Fähigkeiten kommt. Sie liebt Kinder über alles, führt aber ein kinderloses Leben. Warum wird sie nicht Kindergärtnerin oder bewirbt sich als Pflegemutter?

Es geht darum, einen neuen Lebensbereich zu finden, »der ganz allein mir gehört«, und sei es auch nur eine besondere Kennerschaft auf einem kleinen Sektor des Wissens wie zum Beispiel: der Heimatgeschichte, von griechischen Vasen, Briefmarken des Nachkriegsdeutschlands, Architektur der Gründerjahre, Gemälde des Expressionismus, von alten Puppen oder Jugendstilschmuck.

Die angeführten Beispiele sind nur eine winzige Auswahl aus einer riesigen Palette von Möglichkeiten. Wozu sind Menschen nicht alles begabt! Es bleibt dem Spürsinn jedes Einzelnen überlassen, die eigenen Talente herauszufinden und dann in die Tat umzusetzen. Dabei muss es sich nicht immer – wie wir gesehen haben – um eine grandiose oder spektakuläre Begabung handeln, mit der man in die Öffentlichkeit treten kann. Es gibt so viele kleine Betätigungsfelder, die Freude und echte Zufriedenheit bringen wie etwa: das Halten und Versorgen von Tieren, das Züchten von Blumen, das Erkunden von neuen Wanderungen, Touristen durch die Stadt führen usw. usw. Also: Werden Sie auf einem Gebiet Experte und tragen Sie dieses Können oder Wissen unter die Menschen!

17.6 Trennung in Raten

Einen endgültigen Bruch mit dem Ehepartner herbeizuführen und dies auf einem Schlag zu tun, erfordert oft großen Mut. Diese Zivilcourage bringen die hier vorgestellten Personen in der Regel nicht auf. Deshalb kann es nützlich und auch machbar sein, den Trennungsschritt in kleinen Raten vorzunehmen, ohne dabei seinen Endgültigkeitscharakter herauszustellen. Man fährt zum ersten Mal allein in den Urlaub, man quartiert sich für einige Zeit bei einer Freundin ein, man nimmt das Angebot einer Schulung in einer fremden Stadt an oder gar den lukrativen neuen Job weit entfernt vom eigenen Hauptwohnsitz. Wenn erst einmal eine räumliche Distanz zum ehelichen Kriegsschauplatz geschaffen worden ist, bekommt der Kopf Luft und Raum für vernünftige neue Gedanken. Aus der Ferne lässt sich die eigene Situation angstfreier anschauen und eventuell auch verändern.

17.7 Kontakt mit einem Paartherapeuten aufnehmen

Die vorangegangenen Kapitel haben deutlich zu machen versucht, welche inneren Barrieren eine Person daran hindern, ihre unbefriedigende Ehe zu verlassen. Es ist also nicht damit getan, jemandem Ratschläge zu geben, wie er sich am leichtesten – und mit welchen Mitteln – aus seiner Zweierbeziehung verabschieden kann. Die Behinderungen liegen ja in seiner eigenen Persönlichkeitsstruktur. Bevor sie richtig abgebaut oder verringert worden sind, wird ihm eine Auflösung seiner Zweierbeziehung nur sehr schwer gelingen. Um das ganze Ausmaß der eigenen »Unfähigkeit zur Trennung« abschätzen zu können, wäre das Gespräch mit einem Paartherapeuten von großem Nutzen. Zusammen mit ihm könnte die betreffende Person Bilanz ziehen und den Umfang ihrer eigenen Probleme in puncto Ehe ausloten. Dazu genügen unter Umständen schon fünf Einzelsitzungen. Vielleicht setzen die Gespräche mit dem Paartherapeuten bereits so viel Energie frei oder eröffnen eine so hoffnungsvolle Perspektive, dass die Person nun aus eigener Kraft erste Trennungsschritte aufzunehmen wagt. Ihr wurde von einem neutralen anderen Menschen die Berechtigungsbasis für ihre Trennungswünsche bescheinigt und die bisher fehlende Initialzündung für eine entsprechende Aktivität geliefert. Nun kann es also losgehen.

17.8 Die Aufnahme einer Kurzzeit-Therapie

In der Regel aber reichen fünf Sitzungen nicht aus, um die über Jahrzehnte aufgebauten neurotischen Fehlhaltungen zu beseitigen. Was in der frühen Kindheit bereits grundgelegt und im Laufe des weiteren Lebens immer tiefer eingespurt wurde, lässt sich nicht in kurzer Zeit aus der Welt schaffen. Die in diesem Buch vorgestellten Persönlichkeiten leiden in der Regel nicht nur an ihrer Ehe. Sie weisen daneben oft auch Symptome einer seelischen Störung auf, die Krankheitswert besitzen. Vor allem finden sich depressive Verstimmungen und Angsterkrankungen, daneben auch Hemmungen und psychosomatische Störungen. Günstigerweise steht ja allen Kassenpatienten die Möglichkeit offen, eine so genannte Kurzzeit-Psychotherapie (25 Einzelsitzungen) bei einem psychologischen oder ärztlichen Psychotherapeuten durchzuführen, die von der Krankenkasse bezahlt wird. Zur Kassenleistungspflicht werden diese 25 Therapiestunden aber nur, wenn die betreffende Person neben ihren ehelichen Beziehungsproblemen auch noch behandlungsbedürftige seelische Störungen aufweist. Ist dies der Fall, so kann sie sich einen Therapeuten suchen und mit ihm ihr bisheriges Leben mit all seinen Konflikten und Wechselfällen besprechen und durcharbeiten und gemeinsam nach Lösungsmöglichkeiten suchen.

17.9 Die Aufnahme einer Langzeit-Therapie

Mitunter sind die ehelichen Schwierigkeiten einer Person und ihre parallel laufenden Depressionen, Ängste, Zwänge, Schuldgefühle oder Minderwertigkeitskomplexe tief in einer gestörten Persönlichkeitsstruktur verankert und bedürfen einer ausgedehnten, das heißt längeren, Behandlung von 100 Stunden und mehr. Bevor überhaupt an erste Trennungsschritte gedacht werden kann, muss erst einmal das Grundleiden der betreffenden Person behandelt und wenn möglich stark gebessert bzw. geheilt werden, da ja die Unfähigkeit zur Trennung eine Folge und Konsequenz dieser basalen Erkrankung ist.

Wenn eine solche Langzeittherapie glückt, dann ist der Patient nicht nur seine störenden Symptome los, sondern es hat sich auch seine Persönlichkeitsstruktur – im Sinne einer Nachreifung – verändert. Alte Reaktions- und Verhaltensmuster, aber auch Ängste und Gehemmtheiten sind abgebaut und einem reiferen Erleben gewichen. Im Licht neu erworbener Fähigkeiten und einer neuen Sichtweise wird er auch seine desolate Ehesituation realistischer bewerten und seine bisherigen Fesseln erkennen und auflösen können. Er wird frei sein, sich zu entscheiden und entsprechend zu handeln.

17.10 Eine Notlösung

Zum Schluss möchte ich noch auf eine Trennungsstrategie zu sprechen kommen, die ich zwar nicht empfehlen möchte, die aber in der Realität immer wieder beobachtet werden kann. Sie stellt zwar eine Notlösung dar, ist aber für viele Menschen die einzige Möglichkeit, einer beklemmenden Ehesituation zu entkommen. Die Rede ist von der »Taktik des Frontenwechsels«.

Personen können sich manchmal erst dann von ihrem Partner trennen, wenn der Nachfolger bereits »auf der Matte steht«. Sie gehen übergangslos von der alten desolaten Beziehung in die neue über und vermeiden auf diese Weise Trennungsangst und Verlassenheitspanik. Diese Art der Konfliktbewältigung wird bevorzugt von Menschen gewählt, die unsicher gebunden sind, an Trennungskonflikten leiden, ein depressives Anklammerungsbedürfnis haben oder strukturelle Defizite aufweisen. An solchen Bruchstellen wird deutlich, dass sie nicht deshalb an ihren Partner so gefesselt waren, weil er ein einzigartiger und unersetzbarer Mensch war, sondern weil sie schlicht und einfach überhaupt einen Menschen benötigten, der zu ihnen gehörte. Tragischerweise fallen diese Personen häufig auf ähnliche Typen herein (die depressive Frau zum Beispiel auf einen Mann, der sie braucht und ausnutzt). Es besteht bei diesem fliegenden Wechsel also die Gefahr, dass sie im Wiederholungszwang an einen Partner geraten, der ihrem Ex sehr ähnlich ist und den sie letztlich auch nicht verkraften. Das Spiel beginnt dann von neuem und endet in einer Sackgasse. Mitunter aber teilt ihnen die »Lotterietrommel des Schicksals« einen Glückstreffer zu und lässt sie ein Liebesobjekt finden, mit dem sie viel besser zurechtkommen. Dann hat sich der Mut zum Wechsel gelohnt.

Literatur

J. Bowlby (1975): Bindung, München: Kindler.

J. Bowlby (1976): Trennung, München: Kindler.

J. Bowlby (1983): Verlust, Trauer und Depression, München: Ernst Reinhardt.

J.Bowlby (1986): Mütterliche Zuwendung und geistige Gesundheit, Frankfurt a.M.: Fischer.

G. Bodenmann, A. Cina (2000): Kontext 31/2/2000.

J. Davila, Th. N. Bradbury (2001): Journal of Family 15/2001.

U. Ermann (1977²): Psychotherapeutische und psychosomatische Medizin, Stuttgart: Kohlhammer.

S. Forward (1988): Liebe als Leid, München: Bertelsmann.

Ch. Gottwald, H. Walterskirchen (2003): Dauerpaare. Prominente und das Beziehungsglück, Wien: Ueberreuter.

H. Jellouscheck (2001): Was Paare trennt, Psychologie heute 8/2001.

J. Kunold-Glaser (2002): Psychological Bulletin 4.

K. König (1981): Angst und Persönlichkeit, Göttingen: Vandenhoeck & Ruprecht.

M. Leber, S. Leber (2002): Du bist mein Augenstern. Was die Zeit aus Ehen macht, München: Karl Blessing.

Ph. Lersch (1952): Aufbau der Person, München: Ambrosius Barth.

M. Mentzos (1982): Neurotische Konfliktverarbeitung, München: Kindler.

K. Orth-Gomer (2000): Journal of the American Medical Association.

H. Petri (1991): Verlassen und Verlassenwerden, Zürich: Kreuz.

R. Rehberger (2000²): Verlassenheitspanik und Trennungsangst, Stuttgart: Pfeiffer bei Klett-Cotta.

H. Remplein (1956): Psychologie der Persönlichkeit, München: Ernst Reinhardt.

F. Riemann (1961): Grundformen der Angst, München: Ernst Reinhardt.

G. Rudolf (1996): Psychotherapeutische Medizin, Stuttgart: Enke.

E. Schorsch / N. Becker (1977): Angst, Lust, Zerstörung, Reinbek bei Hamburg: Rowohlt.

D. Stiemerling (1995): Zehn Wege aus der Depression, Stuttgart: Pfeiffer bei Klett-Cotta.

D. Stiemerling (2000): Was die Liebe scheitern lässt, Stuttgart: Pfeiffer bei Klett-Cotta.

D. Stiemerling (2001): Sehnsuchtsprogramm Liebe, Stuttgart: Pfeiffer bei Klett-Cotta.

H. Stierlin (1975): Eltern und Kinder, Frankfurt a. M.: Suhrkamp.

J. Willi (1975): Die Zweierbeziehung, Reinbek bei Hamburg: Rowohlt.

J. Willi (2002): Die Psychologie der Liebe, Stuttgart: Klett-Cotta.

Dietmar Stiemerling:
Sehnsuchtsprogramm Liebe
Zur Psychologie der zentralen Beziehungswünsche
299 Seiten, broschiert, ISBN 978-3-608-89705-0
Leben Lernen 152
Es gibt wohl kaum eine Person im Leben eines Menschen, die
so sehr das Objekt unterschiedlichsten Begehrens ist, wie der
eigene Partner. Die Palette der an ihn gerichteten Bedürfnisse
ist breit gefächert und reicht vom einfachen Wunsch bis hin zu
umfangreichen Ansprüchen und komplizierten Liebesbedingungen.
Die »Sehnsuchtsprogramme«, etwa vom »Partner als Hilfs-Ich«, von
der »Ehe als Sanatorium« oder der »Liebe als Universalmedizin«
– um nur einige Möglichkeiten zu nennen – sind ein so
prägendes Element einer Beziehung, dass ihre Analyse und
die Veranschaulichung der vielen Spielarten durchaus Licht in
verworrene Partnerschaftssituationen bringen kann. Der Band
gibt eine umfassende und in zahlreichen Fallgeschichten plastisch
dargestellte Zusammenschau der auf den Partner bezogenen
Sehnsüchte und versteht sich als Weiterführung und Spezifizierung
des Buches »Was die Liebe scheitern läßt«.

Dietmar Stiemerling:
Was die Liebe scheitern läßt
Die Psychologie der chronisch gestörten Zweierbeziehung
295 Seiten, broschiert, ISBN 978-3-608-89687-9
Leben Lernen 139
Häufig beeinträchtigen eine neurotische Charakterstruktur oder
Defizite der frühen Kindheit die Fähigkeit, eine dauerhafte und
befriedigende Liebesbeziehung einzugehen. Den »chronisch
Beziehungskranken« ist diese differenzierte Analyse ständig
wiederkehrender Probleme in und mit Partnerschaften gewidmet.

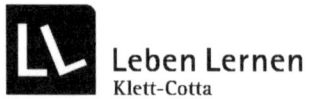

Leben Lernen
Klett-Cotta